ASIATISCHE HEILKUNST

TRADITIONELLE HEILMETHODEN
FÜR KÖRPER UND GEIST

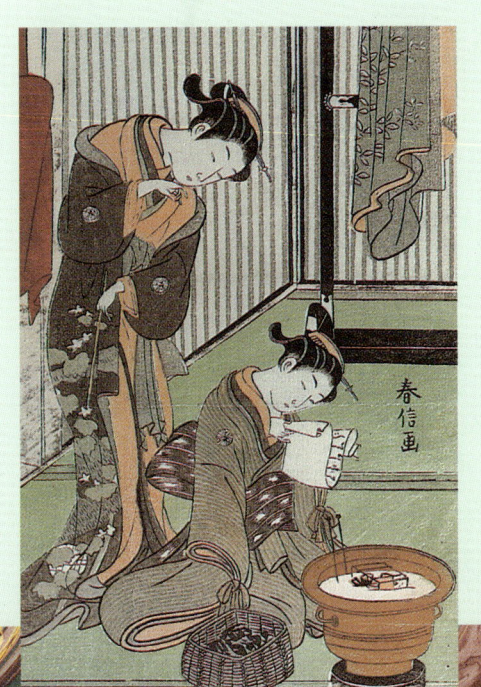

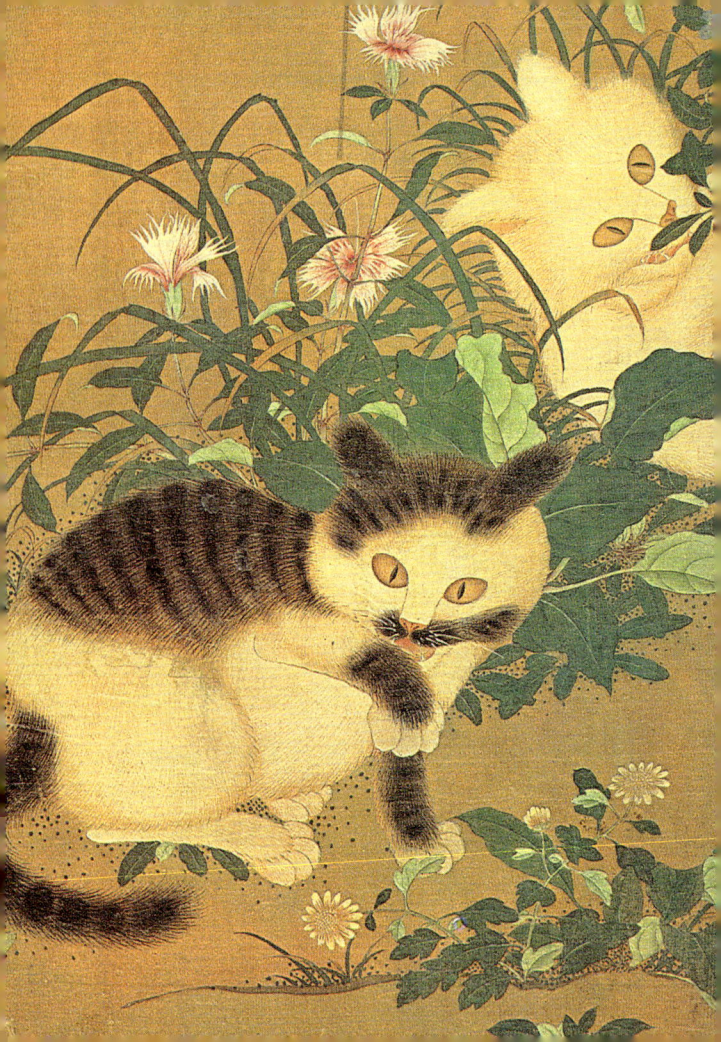

GESUNDHEIT UND WOHLBEFINDEN
ASIATISCHE HEILKUNST
TRADITIONELLE HEILMETHODEN
FÜR KÖRPER UND GEIST

von W. Craig Dodd Esq.

arsEdition

© der Originalausgabe: 1996 New Holland (Publishers) Ltd
First published in Germany by arsEdition GmbH
Published in the United Kingdom by New Holland (Publishers) Ltd
© dieser Ausgabe: 1997 arsEdition GmbH, München
Alle Rechte vorbehalten
Aus dem Englischen von Gabriele Gockel
Gestaltung: Craig Dodd
Umschlaggestaltung: Eva Wenger, München

Zahlreiche Illustrationen aus diesem Band sind urheberrechtlich
nicht mehr geschützt; andernfalls wurden alle Anstrengungen unter-
nommen, die Genehmigung zum Abdruck zu erhalten. Herzlichen
Dank all jenen, die uns die Genehmigung erteilt haben. Wenn uns
dennoch Versäumnisse unterlaufen sind, wird der Verlag sie in künf-
tigen Auflagen korrigieren.

Printed and bound in Singapore · ISBN 3-7607-1187-1

Inhalt

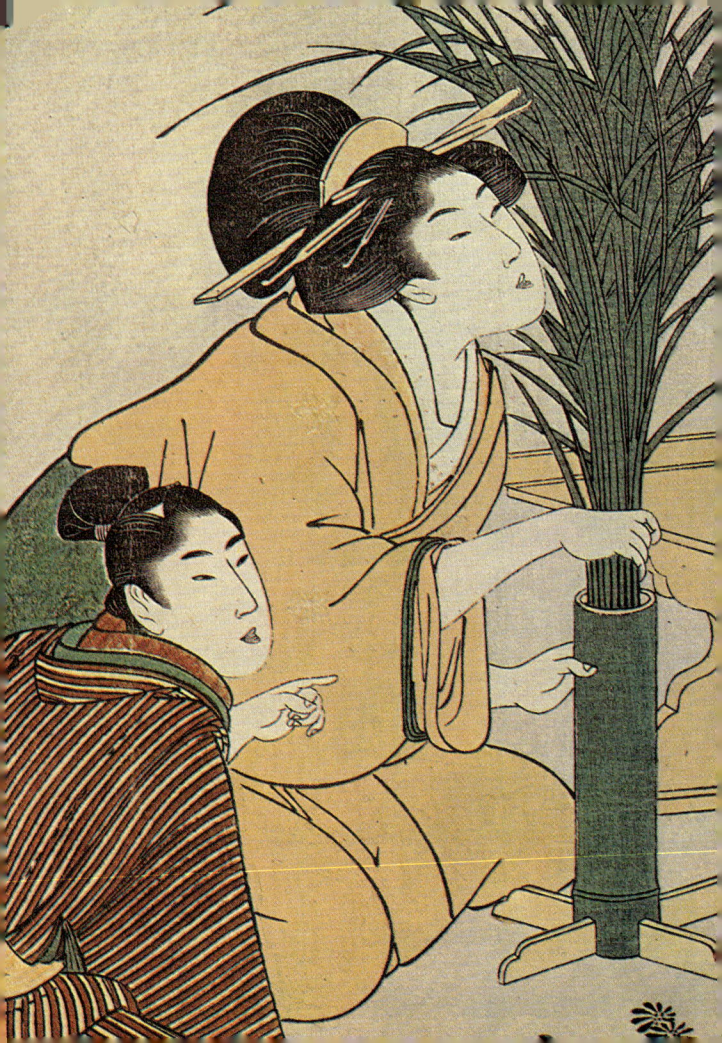

GESUNDHEIT UND WOHLBEFINDEN

»Neun Zehntel unseres Glückes beruhn allein auf der Gesundheit. Mit ihr wird alles eine Quelle des Genusses: Hingegen ist ohne sie kein äußres Gut, welcher Art es auch sei, genießbar ...«

Arthur Schopenhauer

Immer mehr wird uns bewußt, daß es besser ist, durch eine gesunde Lebensführung Krankheiten vorzubeugen beziehungsweise den ersten Anzeichen mit sanften Mitteln entgegenzutreten, als diese im nachhinein zu heilen. Neben einer ausgewogenen Ernährung und der Vermeidung von Umweltgiften (soweit wir darauf Einfluß nehmen können) gehören viel Bewegung und ausreichende Entspannung vom Streß des Alltags zu den vorbeugenden Maßnahmen.

In gleichem Maße finden zunehmend traditionelle, natürliche Heilmethoden wieder Beachtung. Die vier Bände dieser Reihe widmen sich jeweils einem Themengebiet: von Heilkräutern über Aromatherapie und Aphrodisiaka bis zur asiatischen Heilkunst. Dabei findet auch das Jahrhundertealte Wissen von Weisen und Gelehrten, von Kräuterkundigen und Praktikern gebührende Beachtung.

Das Erbe des Gelben Kaisers

4500 Jahre lang ist die chinesische Medizin, die sowohl der Heilung des Körpers als auch des Geistes dient, überliefert und vervollkommnet worden. Die erste große Abhandlung über Heilmittel ist das *Huang Ti Nei Ching*, das *Klassische Buch des Gelben Kaisers zur Inneren Medizin*. Huang Ti, der Gelbe Kaiser, war der dritte von drei legendären Herrschern, die von großer Bedeutung für die chinesische Medizin waren.

Auf Fu Hsi geht die Formulierung von Yin und Yang, dem Grundprinzip der chinesischen Philosophie, zurück. Shen Nung soll den Pflug erfunden und nach eigenen Experimenten ein Kräuterbuch mit dem Titel *Shen Nung Pen Ts'ao* geschrieben haben. Der Volkssage nach wanderte er tagtäglich durch Feld, Moor und Wald, um die einheimischen Gewächse zu erforschen, vergiftete sich bis zu achtzigmal am Tag und heilte sich mit seinen legendären Körperkräften selbst.

Huang Ti soll das erste Fahrzeug mit Rädern, Schiffe, ein Planetarium, Kleider, Stoffe und Noten erfunden und dabei noch Zeit für die Abfassung einer Abhandlung über Medikamente gefunden haben.

Ein Jahrtausend nach dem Tod Huang Tis servierte I-Yin, ein Koch der kaiserlichen Küche, bei Hofe einen

Absud aus verschiedenen Kräutern, der sehr geschätzt wurde – nicht nur seines Geschmacks, sondern auch der wohltuenden Nebenwirkungen wegen. Solche Getränke waren bald sehr beliebt und machten I-Yin zum Urvater der Kräutertees und -suppen (T'ang), die in der asiatischen Medizin eine große Rolle spielen.

Obwohl sie auch ganz gewöhnliche Leiden heilten, hatten alle Alchemisten einen großen Traum – das Elixier der Unsterblichkeit zu finden. Bei der Verfolgung dieses unerreichbaren Ziels setzten sie sogar Leben und Gesundheit aufs Spiel. Mehrere chinesische Kaiser und auch Alchemisten starben an tödlichen Dosen mystischer Säfte, so groß war ihr Wunsch nach Unsterblichkeit. Besonders gefährlich waren Quecksilber und dessen Verbindungen. Aus der Häufigkeit, mit der dieses flüssige Metall als wichtigster Bestandteil vieler Zauberelixiere Verwendung fand, kann man schließen, daß die Alchemisten es in Verbindung mit anderen exotischen, harmloseren Ingredienzien für ungefährlich hielten.

Im *Tan Ching Yao Chuch*, dem *Buch der Hauptrezepte* aus dem 7. Jahrhundert, wurde den Alchemisten empfohlen, »Jojobapaste, Rhinozeroshornpulver, Moschus, Zinnober und Schwefel mit Quecksilber zu mischen und ... zu Pillen in der Größe von Hanfsamen zu rollen.« Diese lebensgefährliche Mischung heilte angeb-

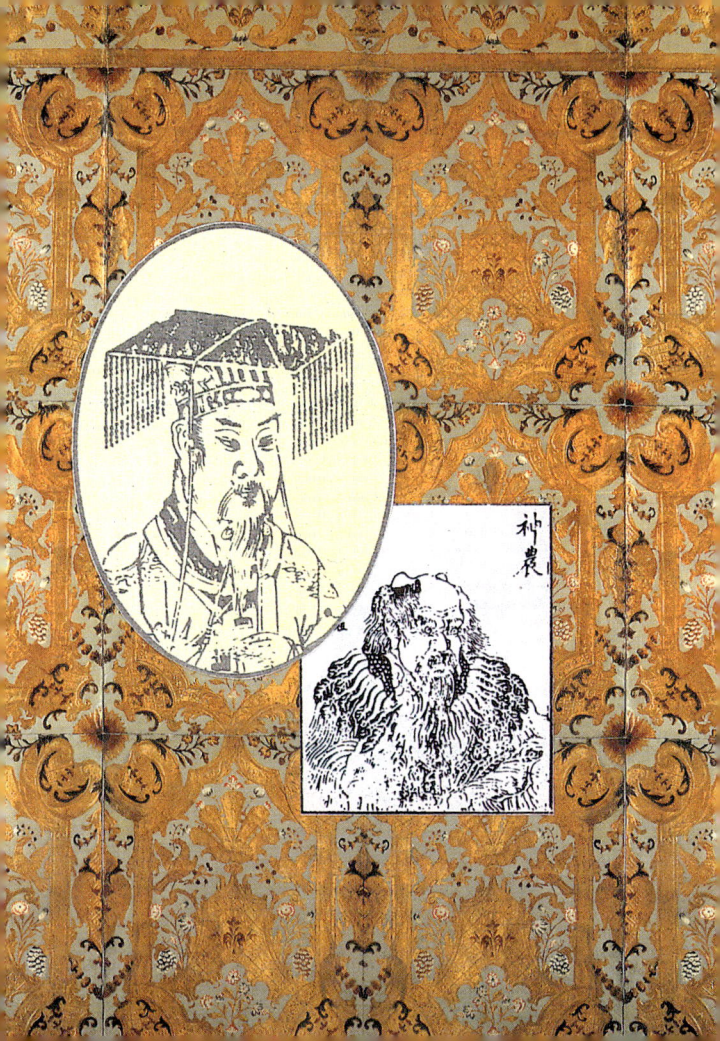

神農

lich jedes Leiden: von Angst über Herzanfälle und Wassersucht bis zu dämonischer Besessenheit.

Auch andere wertvolle Metalle in Pulverform wurden in die Elixiere gemischt: Je edler, desto wirkungsvoller, glaubte man. Die mehr spirituell interessierten Alchemisten sahen in diesen Metallen nur äußere Symbole einer tieferen Wirklichkeit, denn der Kern jeder chinesischen Medizin ist das Gleichgewicht zwischen den universellen Gegenspielern Yin und Yang, deren tiefergehendes Verständnis entscheidend für die Kenntnis der asiatischen Heilkünste ist.

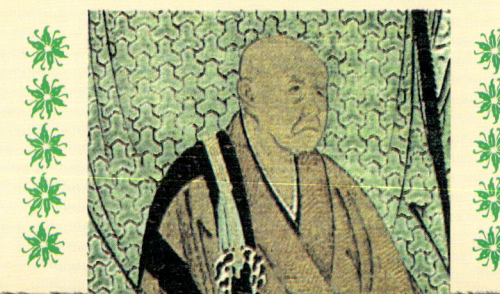

YIN UND YANG

Der Grundgedanke der chinesischen Medizin hat in der westlichen Medizin keine Parallele. Es ist der Begriff des Ki, dargestellt als Schlangensymbol. Die Ki-Kraft durchdringt alles. Sie ist die entscheidende Lebensenergie des Menschen und umfaßt alle Aktivitäten – spirituelle, emotionale, geistige und physische. Sie bewirkt den Fluß des Blutes und der Körpersäfte, wärmt den Körper, bekämpft Krankheiten. Die Ki-Kraft fließt durch die Körperkanäle, die in einem immerwährenden Kreislauf alle Körperteile miteinander verbinden. Hier wird später der Akupunkteur seine Nadeln ansetzen.

Das Ki hat zwei komplementäre Aspekte: Yin und Yang. Dem *Klassiker des Gelben Kaisers zur Inneren Medizin* zufolge sind »Yin und Yang das Grundprinzip des gesamten Universums, von allem, was entsteht. Es bewirkt jede Veränderung; es ist die Quelle von Leben und Tod, und es ist in den Tempeln der Götter zu finden. Durch ihre Wechselwirkung und ihre Funktionen sind Yin und Yang, das negative und positive Prinzip in der Natur, für die Krankheiten verantwortlich, die jene befallen, die sich gegen die Gesetze der Natur auflehnen.«

Yin und Yang sind aufeinander bezogen, und jedes Phänomen hat einen Yin- und einen Yang-Aspekt. Es gibt kein Yin ohne Yang, so wie es auch keine Nacht ohne Tag gibt. Das klassische chinesische Schriftzeichen für Yang ist die Sonne mit leuchtenden Strahlen und einem Berg, der auch das Zeichen für Yin ist, hier aber mit einer Wolke verbunden.

Im gesunden Körper befinden sich Yin und Yang in stetigem Wechsel. Immer ist eins der beiden im Überfluß vorhanden, doch wenn diesem nicht Einhalt geboten wird, entsteht Krankheit. Yin-Zustände sind Leiden, die durch große Kälte verursacht wurden, sind Blässe und kalte Extremitäten. Zeichen von Hitze wie Röte und Fieber sind Yang-Zustände. Eine Behandlung wird darauf abzielen, das Gleichgewicht zwischen Yin und Yang wiederherzustellen.

Beim Studium der Arzneibücher des Ostens lernt man eine Fülle von Kräutermitteln gegen jegliche körperliche Krankheiten kennen. Da jedes eigene Yin- und Yang-Eigenschaften besitzt, erhält man durch ihre Kombination zahllose wunderbare Heilmittel.

Dem Yin-Yang-Prinzip entsprechend folgt jede Krankheit demselben Zyklus, der, wenn er außer Kontrolle gerät, zum Tod führen kann. Im ersten, dem Großen Yang-Stadium – Tai Yang –, hat die Krankheit noch nicht die Abwehrkräfte des Körpers überwunden: Sie zeigt sich nur in der Haut und den Muskeln. Im zweiten,

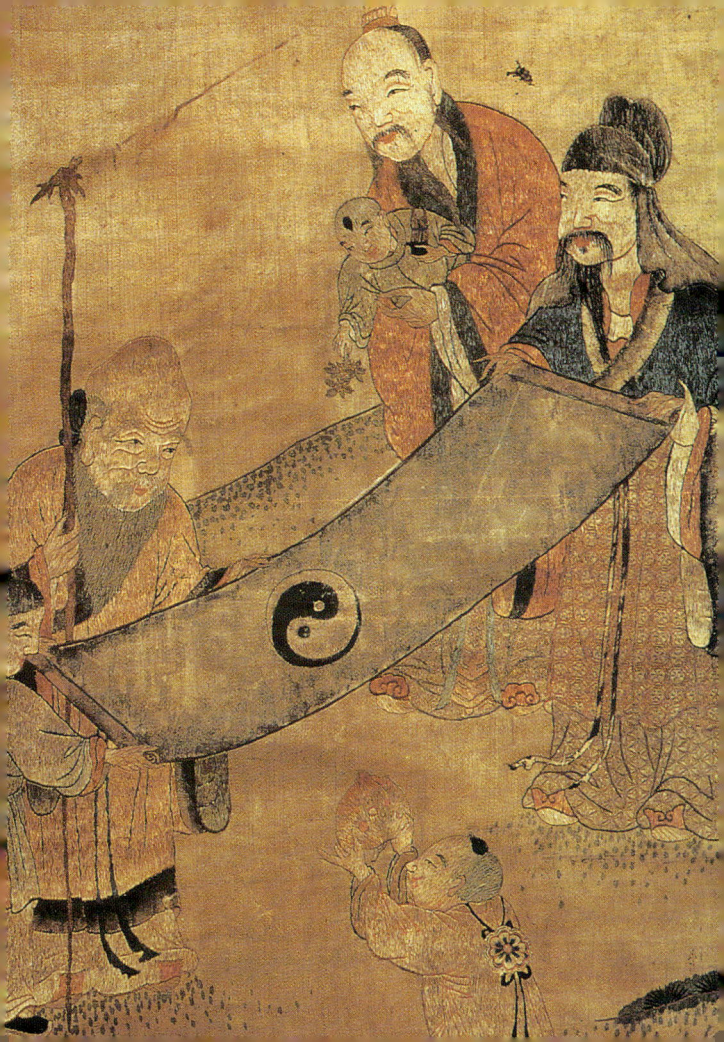

dem Kleinen Yang-Stadium – Shao Yang –, befindet sich die Krankheit halb im Inneren des Körpers, halb an seiner Oberfläche, und im dritten, dem Klaren Yang-Stadium – Yang Ming –, hat sie möglicherweise die Meridiane des Bauches und der inneren Organe befallen. Im Großen Yin-Stadium – Tai Yin – ist die Milz betroffen, und der Magen funktioniert nicht richtig. Im Kleinen Yin-Stadium – Shao Yin – ist die Krankheit zu Herz und Nieren gelangt, und im endgültigen Yin-Stadium – Chueh Yin – sind alle Organe, insbesondere die Leber, befallen. Möglicherweise tritt bald der Tod ein.

Yin steht für Weichheit, Dunkelheit, Kälte
und Feuchtigkeit.
Yang steht für Härte, Helligkeit, Wärme
und Trockenheit.

Wenn man gesund ist, befinden sich Yin und Yang in einem permanenten Fluß und gleichen sich unaufhörlich gegenseitig aus. Die tägliche Aktivität ist ein Yang-Zustand, der Schlaf hingegen ein Yin-Zustand.

DIE MAGISCHEN NADELN

Akupunktur: lat. Nadelstich, altes Verfahren der chinesischen Heilkunde; das Einstechen von Nadeln in den Körper zu Diagnose, Heilung und Schmerzausschaltung.

Den orientalischen Sagen nach, vor über 4500 Jahren, berichteten viele chinesische Krieger, die in der Schlacht von Pfeilen getroffen wurden, sie wären zwar schwer verletzt worden, doch gleichzeitig hätten schreckliche Schmerzen in anderen Körperteilen nachgelassen und seien sogar auf wundersame Weise geheilt worden.

In ähnlicher Weise wurde Stammesmitgliedern der afrikanischen Ebenen von ihren Schamanen oder Medizinmännern zur Heilung eines bestimmten Leidens geraten, einen anderen, scheinbar nicht mit ihren Beschwerden in Zusammenhang stehenden Körperteil mit Nadeln zu durchbohren. Ethnologen berichteten, in den Eiswüsten der Antarktis und der Tundra würden die Inuit scharfkantige Steine zu einem ähnlichen Zweck verwenden. Auch die ersten chinesischen »Nadeln« waren Steinklingen! In den tropischen Regenwäldern des Amazonas gibt es einen Stamm, der schon seit Urzeiten Blasrohre benutzt, um kleine Pfeile in einen Körperteil zu injizieren und damit eine Krankheit in einem anderen

Teil des Körpers zu heilen; viele dieser Körperpunkte stimmen mit den von den Chinesen gefundenen Punkten überein.

Die Literatur zu diesem Thema ist so umfangreich wie das Thema selbst alt ist. Der erste bekannte Text über diese älteste medizinische Technik ist das *Nei Ching*, eine Schriftrolle, die Huang Ti, dem zuvor bereits erwähnten Gelben Kaiser, zugeschrieben wird. Duch die Anwendung seines eifrig gesammelten, medizinischen Wissens lebte er über 90 Jahre lang. Er starb 2956 v. Chr.

Aus diesem und anderen Texten wissen wir, daß die Akupunkteure der alten Zeit neun Nadeln verwendeten:
 * die Pfeilspitzennadel für das oberflächliche Stechen,
 * die runde Nadel zum Massieren,
 * die stumpfe Nadel, um Druck auszuüben,
 * die spitze, dreikantige Nadel für das Stechen der Venen,
 * die schwertförmige Nadel zum Entfernen von Eiter,
 * die spitze, runde Nadel zum raschen Stechen,
 * die fadenförmige Nadel für den allgemeinen Gebrauch,
 * die lange Nadel zum Einstechen in starke Muskeln und
 * die große Nadel zur Behandlung von Arthritis.

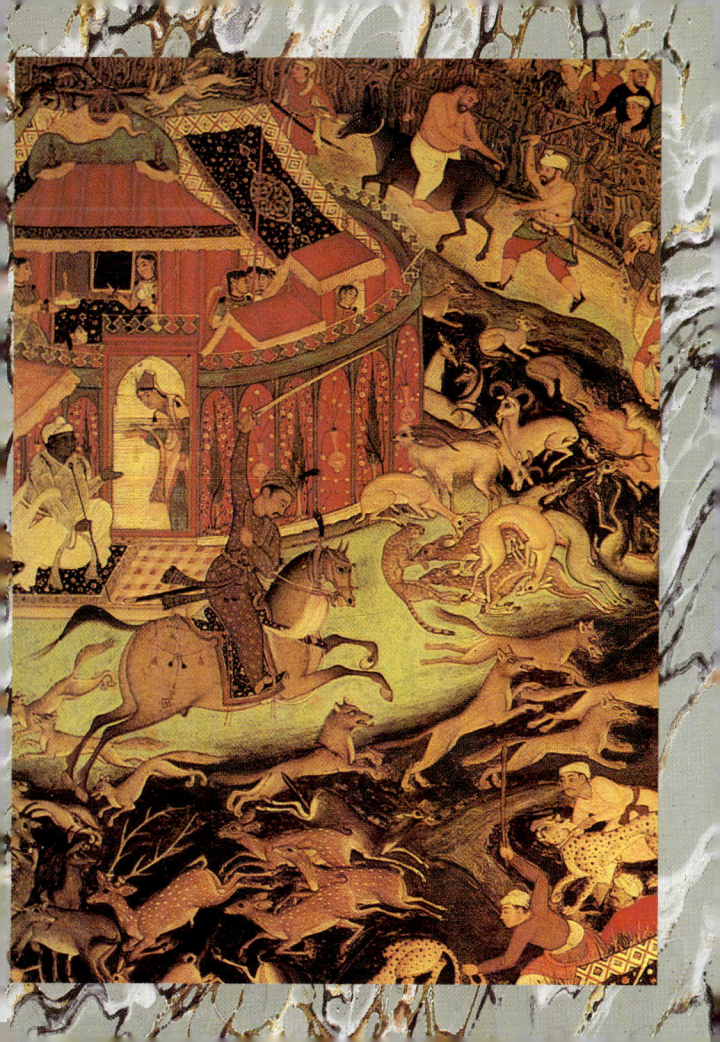

Mehrere dieser Nadeln sind lange Zeit nicht verwendet oder in ihrer ursprünglichen Form verändert worden. Ein Nadelsatz, den man 1968 in dem Grab von Lu Sheng aus dem Jahr 200 v. Chr. fand, zeigt aber, daß die Utensilien der Akupunkteure heute zum Teil noch dieselben sind wie früher.

Wie bei allen Dingen in China nehmen auch bei der Akupunktur Yin, Yang und Ki einen zentralen Platz ein. Die Ki-Kraft, der Kern der Lebenskraft, fließt durch Körperkanäle, die sogenannten Meridiane, die sich mit dem zentralen Nervensystem und dem Kreislauf des Blutes überschneiden können, aber von diesen streng unterschieden werden müssen. Die Energie fließt von einem Meridian und von einem Organ zum anderen.

Der Akupunktur liegt das Prinzip zugrunde, daß alle Organe und Funktionen des Körpers mit bestimmten Punkten, den Akupunkturpunkten, auf den Meridianen in einem engen Zusammenhang stehen. Hier setzt der Akupunkteur seine Nadeln an.

Die Ki-Menge, die durch die Meridiane fließt, variiert von Zeit zu Zeit ebenso wie die Anteile von Yin und Yang. Wenn hier ein Ungleichgewicht eintritt, entsteht Krankheit. Der Akupunkteur benutzt die Nadeln, um im Organismus die Harmonie wiederherzustellen und so eine Heilung zu erreichen.

Diejenigen, die Heilung durch Akupunktur suchen, glauben nicht nur, daß jeder Körperteil sowohl Yin- als auch Yang-Eigenschaften besitzt, sondern auch, daß jedem der fünf wichtigsten Ts'ang-Organe (Leber, Herz, Milz, Lungen und Nieren) ein eigenes Element (Holz, Feuer, Erde, Metall und Wasser) zugeordnet ist. Daneben gibt es noch zwei weitere Organe, denen mystische und metaphysische Eigenschaften zugeschrieben werden: den Dreifachen Erwärmer und das Tor des Lebens.

Der Dreifache Erwärmer kontrolliert die Ki-Kraft und reguliert die Organe und den Fluß der Lebenssäfte. Seine Eigenschaften werden durch das Tor des Lebens ausgeglichen, welches mit Glück und Freude in Zusammenhang steht und die Wurzel der sexuellen Triebkraft ist.

Als die ersten Akupunkteure über die Hauptmeridiane des Ki nachdachten, teilten sie den Körper in sechs Hauptabteilungen, von denen sie drei den Yang und drei den Yin mit jeweils zwei Hauptmeridianen zuordneten.

Diese Hauptmeridiane sind durch 15 »Luo«-Kanäle miteinander verbunden; daneben gibt es etwa 47 weitere Meridiane, darunter einen, der an der Vorderseite des Körpers von oben nach unten verläuft, sowie einen, der sich vom Schädelansatz bis zum Steißbein erstreckt. Die Zahl der Akupunkturpunkte auf den einzelnen Meridianen variiert.

In den frühen Texten ist von 365 Akupunkturpunkten die Rede. Doch mit der Fortentwicklung dieser Wissenschaft, um die es sich hier zweifellos handelt, wurden weitere Punkte entdeckt, so daß sich ihre Zahl inzwischen fast verdreifacht hat.

Beratung, Untersuchung und Diagnose sind jeweils von gleicher Bedeutung bei der Akupunkturbehandlung. Beim ersten Gespräch liegt das Hauptaugenmerk des Arztes auf dem bisherigen Verlauf der Beschwerden, den Symptomen und der allgemeinen physischen, geistigen und emotionalen Befindlichkeit des Patienten.

Wenn dieses Gespräch abgeschlossen ist, mißt der Akupunkteur an jedem Handgelenk des Patienten dreimal den Puls, um auf diese Weise den Zustand des Ki und Störungen im Verhältnis von Yin und Yang zu ermitteln. Danach untersucht der Arzt die Zunge des Patienten, deren Erscheinungsbild, zum Beispiel ein Belag, einem erfahrenen Mediziner wertvolle Informationen über Lokalisierung, Schwere und Art der Krankheit gibt.

Wenn die Diagnose gestellt ist, weiß der Akupunkteur, an welchen Akupunkturpunkten er die Nadeln setzen muß. In aller Regel befinden sich diese Punkte an den Unterarmen, den Händen, dem unteren Teil der

Beine und den Füßen, obwohl es am ganzen Körper Akupunkturpunkte gibt.

Die Nadeln werden nun eingeführt und vorsichtig gedreht; manche Akupunkteure ziehen es vor, sie in Ruhestellung zu lassen. Die Nadeln bleiben dann für ein paar Sekunden bis mehrere Minuten in dieser Position.

Anstelle der früher verwendeten Silber- und Goldnadeln gebraucht man heute moderne Materialien, die den gesetzlichen Bestimmungen – sie müssen steril sein – entsprechen. Die Nadeln werden bis zu einer Tiefe von etwa sechs Millimetern eingeführt – je nach Körperbau des Patienten, der Akupunkturstelle und abhängig davon, ob die behandelte Krankheit das Äußere oder Innere des Körpers betrifft.

Unter Anwendung seines gründlichen anatomischen Wissens vermeidet der Akupunkteur sorgfältig jeden Kontakt der Nadeln mit den Blutgefäßen oder den wichtigsten Körperorganen.

Die Kunst der Akupunktur wird in China, wo sie integraler Bestandteil des Gesundheitssystems ist, von über einer Million Ärzten ausgeübt. Große Operationen werden hier bei vollem Bewußtsein des Patienten durchgeführt, indem der zu operierende Körperteil durch das

Akupunktieren der entscheidenden Punkte vollkommen betäubt wird.

Die Akupunktur ist auch ein weitverbreitetes Mittel zur Linderung der Wehen.

Die folgenden Punkte sollten bei einer Behandlung beachtet werden:

1. Wer eine Akupunkturbehandlung anstrebt, sollte dem Arzt beim ersten Gespräch mitteilen, ob er Medikamente einnimmt, da dies die Zungen- und Pulsdiagnose beeinträchtigen kann.

2. Die in der Akupunktur erfahrenen Chinesen kombinieren diese Kenntnisse häufig mit ihrem Wissen über die Kräutermedizin. Man sollte möglichst von einer Akupunktur bei gleichzeitiger anderer Behandlung Abstand nehmen – besonders, wenn es in beiden Fällen um dieselben Beschwerden geht.

GESUNDHEIT UND ASTROLOGIE

Hat es seit der Existenz des Menschen jemals eine Zeit gegeben, da die Herrscher nicht die Sonne, den Mond und die Planeten beobachteten, ihre Bewegungen aufzeichneten und deuteten? Hebt den Kopf und denkt über die Weite des Himmels nach; seht euch um und bewundert ihre Manifestationen auf der Erde. Dort findet ihr die Urkraft, von der seit alters die Weisen berichten.

So sprach Su Ma Ch'ien im 2. Jahrhundert v. Chr., als die Prinzipien der chinesischen Astrologie längst festgelegt waren. Beim chinesischen Horoskop ist nicht der Monat, sondern das Geburtsjahr von entscheidender Bedeutung. Die weisen Männer des Ostens räumten Jupiter den höchsten Rang unter den Planeten ein. Er braucht zwölf Jahre – das große Jahr – für eine Umlaufbahn. Dieses wird in zwölf Segmente eingeteilt, dem jeweils ein Tierkreiszeichen zugeordnet ist. Suchen Sie in der Tabelle auf Seite 59 Ihr Geburtsjahr, rechts davon finden Sie Ihr Tierkreiszeichen. Sie werden feststellen, daß der chinesische Jahresbeginn von Jahr zu Jahr wechselt und nicht wie bei uns immer auf den 1. Januar fällt.

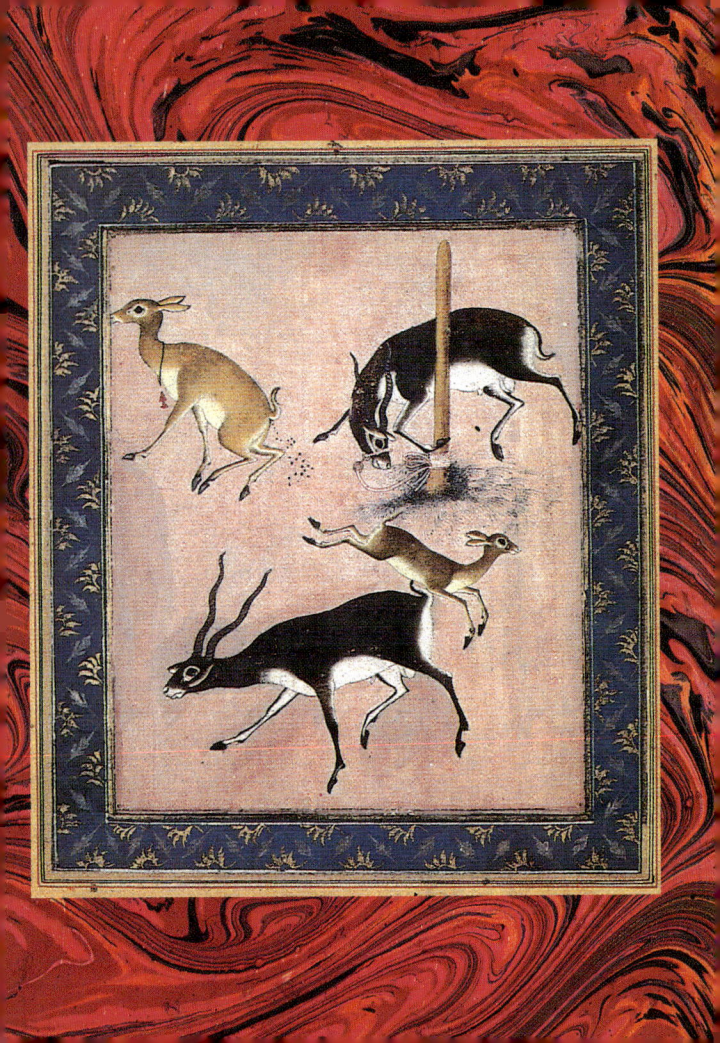

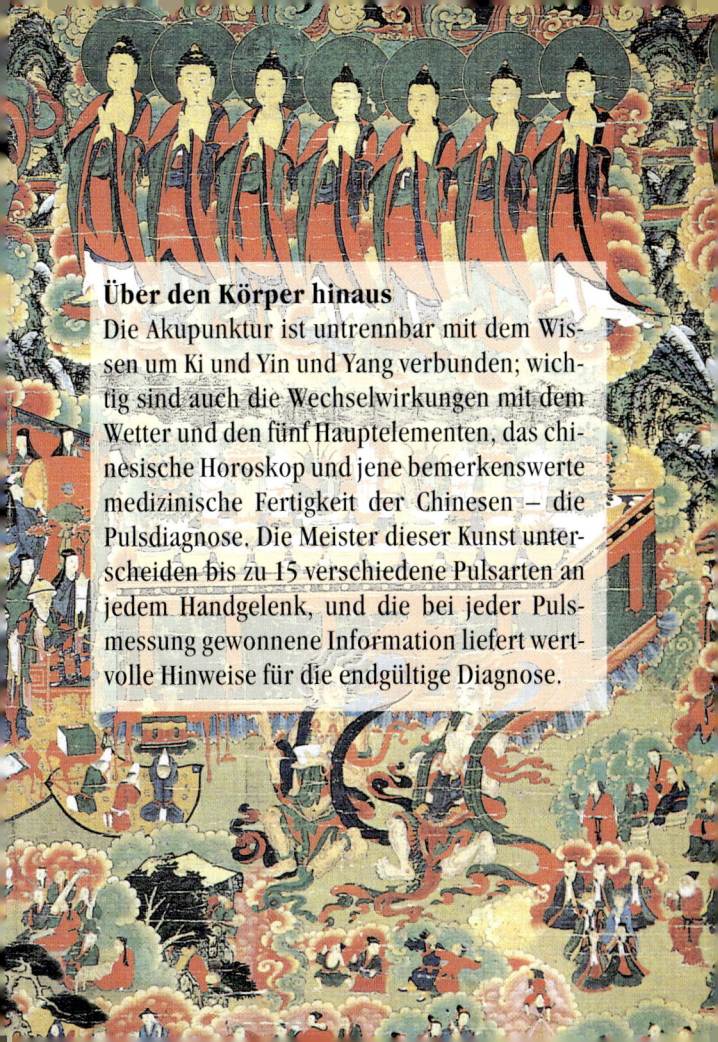

Über den Körper hinaus

Die Akupunktur ist untrennbar mit dem Wissen um Ki und Yin und Yang verbunden; wichtig sind auch die Wechselwirkungen mit dem Wetter und den fünf Hauptelementen, das chinesische Horoskop und jene bemerkenswerte medizinische Fertigkeit der Chinesen – die Pulsdiagnose. Die Meister dieser Kunst unterscheiden bis zu 15 verschiedene Pulsarten an jedem Handgelenk, und die bei jeder Pulsmessung gewonnene Information liefert wertvolle Hinweise für die endgültige Diagnose.

MIKROPUNKTUR

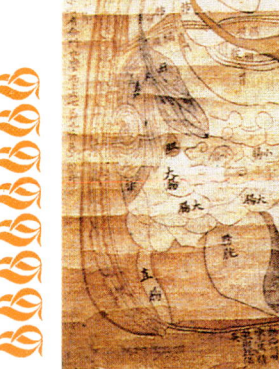

Wer mit alten medizinischen Praktiken vertraut ist, weiß
vielleicht, daß der Aderlaß mit Hilfe von Blutegeln früher sehr beliebt war. Doch die Chinesen zogen die sanftere Methode der Mikropunktur vor, bei der eine winzi-
ge Menge Blut aus einem bestimmten Akupunkturpunkt
entnommen wird – häufig mit sofortiger und erstaun-
licher Wirkung. Wer einen Hang zur Skepsis hat, wird
vielleicht darüber spotten. Jeder aber, der schon einmal
einen Kater hatte und sich nur einen einzigen Tropfen
Blut aus dem Endpunkt des großen Darmmeridians im
Finger hat entnehmen lassen, wird die Wirksamkeit der
Mikropunktur bestätigen.

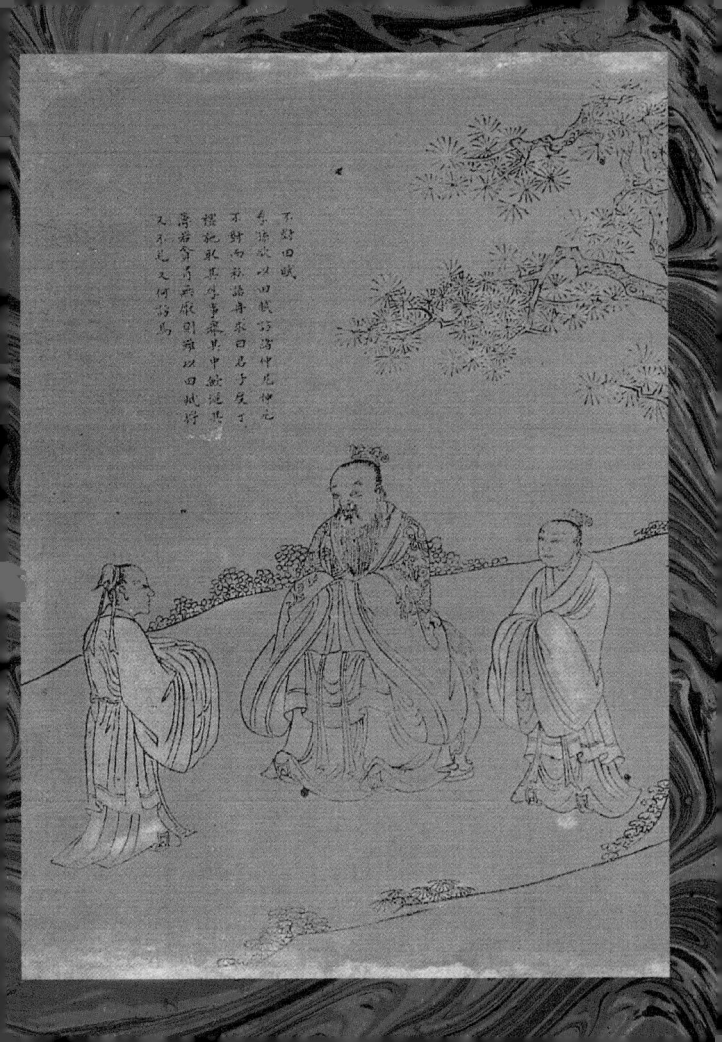

不對曰賦
吾德歉以曰賦於清仲尼伯元
不對而私謂身求曰名子先工
擢杞水其事客其中敏脫其
辱哉會身兩依問雖以曰誠行
又不見又何語馬

MOXIBUSTION

Hier handelt es sich um eine äußerst ökonomische und praktische Behandlung zur Erwärmung und Stärkung des Ki, die besonders in kalten, feuchten Klimazonen sinnvoll ist, wo die Körperenergie auf niedrigerem Niveau zirkuliert als in wärmeren, trockeneren Gebieten.

Traditionell wird ein Moxakegel – aus getrockneten Beifußblättern – an einer bestimmten Stelle aufgelegt und mit dem brennenden Ende eines Weihrauchstäbchens entzündet. Die Wärme dringt in den Akupunkturpunkt ein und stärkt so das Ki des entsprechenden Meridians.

Es gibt kirschgroße Moxas und solche, die klein sind wie ein Zuckerkrümel. Große Moxas werden zur Stimulierung der Energie verwendet. Sobald der Patient signalisiert, daß die Hitze unangenehm ist, werden sie entfernt. Dann wird der Vorgang wiederholt – häufig mehrmals pro Sitzung. Kleine Moxas werden bis auf die Hautoberfläche abgebrannt. Es entsteht ein Bläschen, das die Wärme speichert, so daß die Stimulierung länger anhält. Während die Japaner kleine Hülsen vorziehen, verwenden die Chinesen Moxastäbchen, deren glühende Spitze nahe an den Behandlungspunkt gehalten wird, solange der Patient das brennende Gefühl ertragen kann.

In China werden auch Moxakügelchen in Verbindung mit Akupunkturnadeln verwendet. Nach Einführung der Nadeln werden kleine Moxakügelchen um deren Spitze gewickelt und entzündet, so daß die Nadeln die heilsame Wärme durch den Meridian leiten. Die Moxibustion-Akupunktur zeigt besonders gute Wirkung bei der Linderung von Schmerzen, vor allem der Muskeln.

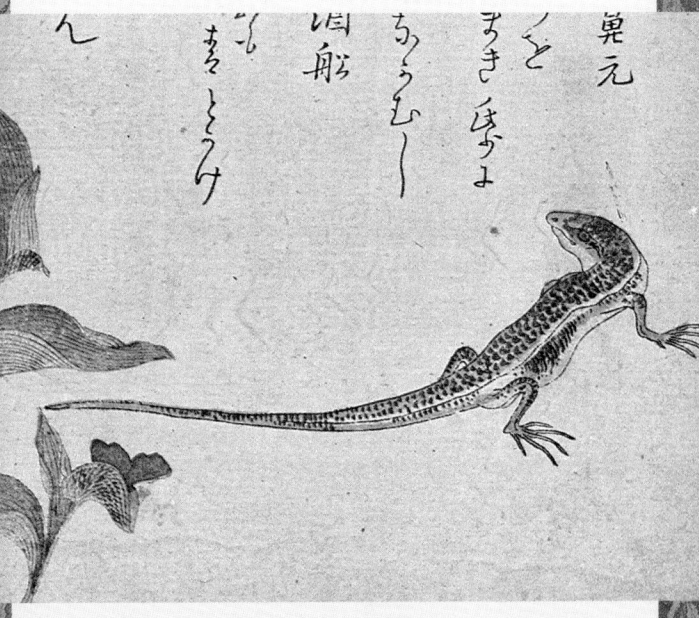

SCHRÖPFEN

Im Orient gibt es seit jeher eine höchst wirksame Methode, um Geschwüre und Abszesse zu entfernen, Rheuma und Arthritis zu behandeln, Erkältungen und Schüttelfrost zu heilen und Menschen mit Asthma zu helfen.

Beim Schröpfen werden kugelförmige Saugnäpfe verschiedener Größe auf den Körper gesetzt. Vor der eigentlichen Anwendung entzündet der Arzt ein Stück in Alkohol getränkte Watte und hält die Flamme mit Hilfe einer Zange an die Öffnung des Saugnapfs. Durch die Hitze dehnt sich die Luft darin aus und wird teilweise verdrängt, so daß, wenn der Napf auf die vorgeschriebene Körperstelle gesetzt wird und die Luft sich abkühlt, ein partielles Vakuum entsteht. Dadurch wird das Fleisch in den Saugnapf gezogen, so daß die Blutzirkulation steigt und die Haut sich rötet. Nach einer bestimmten Zeit werden die Saugnäpfe durch Druck auf die sie umgebende Haut entfernt.

Die Saugnäpfe bestanden ursprünglich aus Bambus, doch die moderne Technik hat die Herstellung von Glasnäpfen möglich gemacht, die inzwischen überall verbreitet sind.

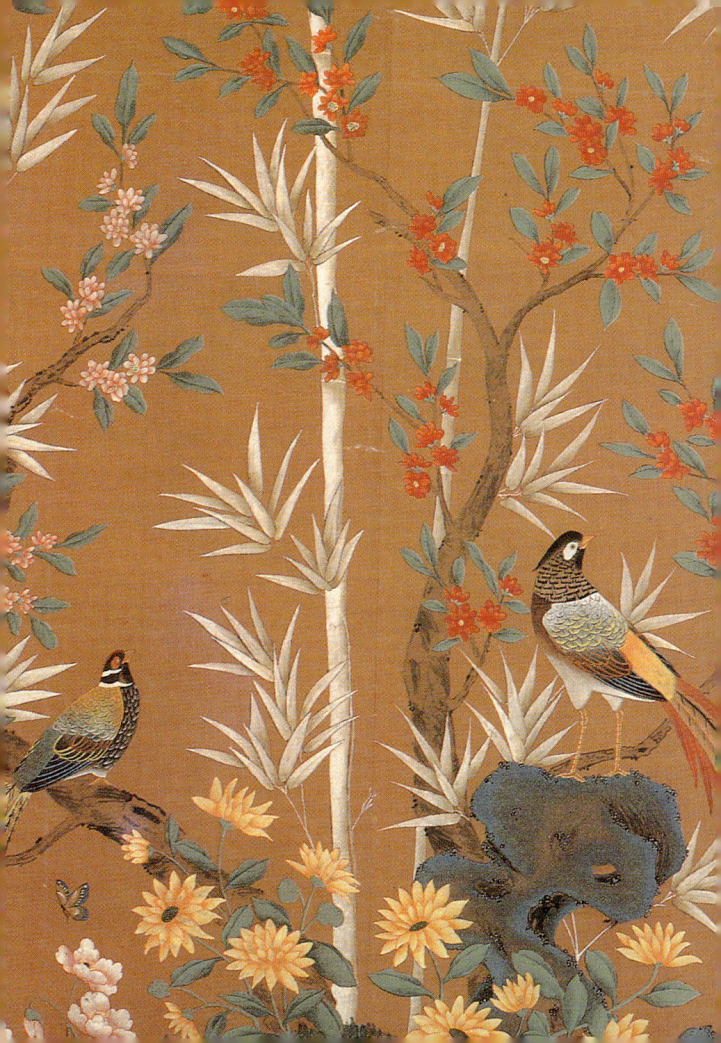

CHINESISCHE HEILKRÄUTER

Die traditionelle chinesische Heilkunst mit Kräutern kennt eine Fülle von Behandlungsmethoden für Leiden von Haarausfall bis zu Ekzemen; sie nennt Stärkungsmittel für jene, die nach einer Krankheit geschwächt sind und hilft jenen, die unter unreiner Haut leiden; außerdem weiß sie Heilung für alle, die Kopfschmerzen von übermäßigem Alkoholgenuß haben.

Die chinesischen Kräutermittel schaffen ein harmonisches Gleichgewicht zwischen Yin und Yang und sorgen dafür, daß wir die Energien und kosmischen Kräfte, die durch unseren Körper fließen, optimal nutzen. Sie fördern Gesundheit und ein langes Leben, indem sie den Körper stärken. Sie stimulieren die natürlichen Funktionen und bewirken, daß der Körper auch im Alter noch die Freuden des Essens, der Sexualität und der Bewegung genießen kann.

Die Mittel können in dreierlei Form verabreicht werden – als Tablette, Pulver oder Suppe: Wan, San oder T'ang.

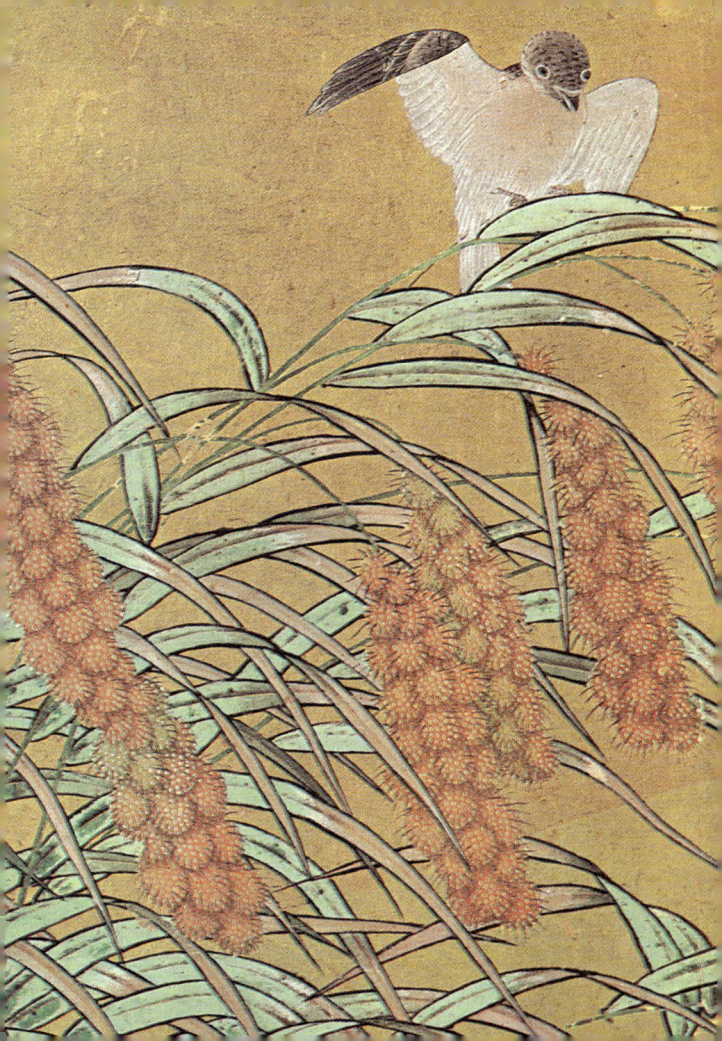

EINE FÜLLE VON HEILMITTELN

Zahlreich und vielfältig sind die Bestandteile der Flora und Fauna, die die Meister der chinesischen Heilkräuterkunst zur Herstellung ihrer Mixturen verwenden: vom einfachen Schilfgras und dem kleinwüchsigen Olivenbaum bis hin zur prächtigen Gardenie und der symbolträchtigen Lotusblume, von der giftigen Viper und der gefährlichen Schlange bis hin zum scheuen Skorpion und zur Schildkröte.

Halten wir einen Augenblick inne und betrachten etwas genauer die Heilkräuter, die »die Leber beruhigen und den Wind aufhalten«: Das Aufgebot des Kräuterspezialisten, um das aufsteigende Leber-Yang und das damit verbundene Nervensystem zu beruhigen, reicht von zerstoßenen Meeresmuscheln bis hin zu Skorpionsuppe.

Die Leber beruhigen heißt, deren Yin und Yang ins Gleichgewicht zu bringen. Den Wind aufhalten heißt, die nervösen Energien zu bremsen, die Folge einer erkrankten Leber sind.

Diesem äußerst wichtigen Organ werden das Element Holz und der Planet Jupiter zugeordnet, die Farbe Grün und Säure als Geschmack, der Wind als klimatischer Aspekt und die östliche Himmelsrichtung, ein ranziger

Geruch und als Emotion der Ärger, das Haushuhn und die Acht, die Pflaume als Frucht und das Schreien als Klang, und schließlich als Getreide Weizen.

Nach Ansicht der Chinesen gehören Sehvermögen, Muskeln und Nägel zum Element Holz und spiegeln die Leberfunktionen wieder. Darüber hinaus steht Holz aber mit Ärger und Depression in Zusammenhang, Emotionen also, die bei überaktiver Leber auftreten und die dazu führen, daß der Betreffende die Stimme hebt – er schreit.

Einem Patienten mit Symptomen von ansteigendem Leber-Yang, verbunden mit Schwindel, verschwommenem Blick, Kopfschmerzen, Krämpfen, mit Fieber und geschwollenen, schmerzenden Augen sollte Antilopenhorn verschrieben werden.

Wenn ansteigendes Leber-Yang nur mit Schwindel und Benommenheit, verschwommenem Blick und schmerzenden Augen verbunden ist, ist Pulver aus der Muschel der Haliotade-Familie angeraten.

Schwindel und Ohnmacht aufgrund eines Anstiegs des Leber-Yangs, begleitet von Krämpfen, Kopfschmerzen und Taubheit, kann mit der Wurzel der *Gastrodia elata* behandelt werden.

Schluckauf, Aufstoßen, Ohrensausen mit Übelkeit und Brechreiz, Schwindel und Kopfschmerzen, verursacht durch erhöhte Leberaktivität, lassen in der Regel nach der Behandlung mit einfachem Hämatit nach.

Mittel, die ein Regenwurmextrakt enthalten, wirken so auf die Leber ein, daß nervöse Krämpfe, Blähungen, Lähmung durch Schlaganfall, Unterleibsschwellungen und Probleme beim Urinieren gelindert werden.

Ein Pulver aus dem tödlichen Skorpion wirkt als Beruhigungsmittel für die Leber bei der Behandlung von Krämpfen und nervösen Zuckungen, Tetanus, Abszessen und Geschwüren. Auch ein Hundertfüßerpulver oder eine Brühe kann die Leber beruhigen.

Linderung durch Ausschwemmung

Eine große Gruppe chinesischer Heilmittel bilden die schweißtreibenden Heilmittel zur Befreiung von »schlechtem Ki«. Sie werden benutzt, um Symptome von »heißem« oder »kaltem Wind« zu beseitigen.

Die 17 hierzu verwendeten Pflanzen reichen vom Zimtbaum bis zum Weißen Maulbeerbaum, von der Chrysantheme bis zur schwarzen Sojabohne.

Als einziges Mittel aus dem Tierreich ist die einfache Zikade zur Behandlung von grauem Star und Krämpfen zu nennen.

Zu den zahlreichen Beschwerden, die durch schweißtreibende Mittel gelindert werden, gehören Erkältungen und Fieber, Bronchialasthma und Heufieber, Diarrhoe und Menstruationsstörungen.

Der Steinbrech wird allen empfohlen, die allergisch auf Schalentiere reagieren, während die Unglücklichen, die von einer Schlange gebissen wurden, von den Wurzeln der *Angelica anomala* Gebrauch machen sollten.

Natürliche Hilfe

Auch wer Schwierigkeiten mit dem Stuhlgang hat, kann sich mit Hilfe chinesischer Heilkräuter Erleichterung verschaffen. Die Natur bietet eine ganze Reihe von Mitteln, die die Ausscheidung fördern. Solche Mittel bestehen aus dem Wurzelstock des Rhabarbers und den Blättchen des Sennesstrauchs, Glaubersalz und dem aus den Blättern der Aloe gewonnenen Saft, Hanfsamen und Samenkernen des edlen Chinesischen Pflaumenbaums, den Wurzeln der *Euphorbia kansui* und den Samen der blauen Prunkwinde und des reinigenden Krotons.

Und vieles mehr

Die anderen großen Gruppen wichtiger Heilmittel sind die fiebersenkenden, die entwässernden, die harntreibenden, die antirheumatischen, die Erkältung vertreibenden, die belebenden, die beruhigenden, die das Blut und die Energie regulierenden, die magenstärkenden, die verdauungsanregenden, die schleimlösenden, die Wurmmittel und die tonisierenden Mittel.

Zwei Rezepturen

Als Beispiel chinesischer Kräutermedizin sind hier zwei Rezepturen angeführt. Sie zeigen lediglich die Vielfalt der verwendeten Pflanzen und wollen nicht zur Eigenbehandlung auffordern. Die erste dient zur Behandlung der unansehnlichen Akne, wie sie häufig in der Pubertät auftritt; die zweite wird jenen empfohlen, die, bedingt durch den Streß und Druck des modernen Lebens, unter hohem Blutdruck leiden.

Chinesische Teenager, die ihre Pickel und Pusteln loswerden wollen, bekommen von ihrem Arzt vielleicht folgendes Mittel: Jeweils 10 g *Angelica anomala* (Wurzel), *Angelica sinensis* (Wurzel), Baikal-Helmkraut (Wurzel), *Campanula grandiflora* (Wurzel), Chinesisches Süßholz (Wurzel), chinesische weiße Pfingstrose (Wurzel), Gardenie (reife Frucht), Hasenohr (Wurzel), japanische Katzenminze (Stengel und Blätter), *Ledebouriella seseloides* (Wurzel), *Ligusticum wallichii* (Wurzel), dreiblättrige Zitrone (unreife Frucht) und Goldflieder (Frucht) werden in einem bedeckten Ton- oder Keramiktopf mit fünf Tassen Wasser auf kleiner

Flamme gekocht, bis die Flüssigkeit auf drei Tassen reduziert ist. Diese wird dann durchgeseiht und wie vorgeschrieben angewendet.

Einfacher ist das Rezept für die Behandlung des Bluthochdrucks: Je 30 g Japanisches Geißblatt und Chrysanthemenblüten, je 20 g Tigerdistel und Weißdornfrüchte sowie 10 g Weiße Maulbeerblätter werden in einem bedeckten Topf mit fünf Tassen Wasser gekocht, bis der Sud auf drei Tassen reduziert ist. Die durchgeseihte Flüssigkeit wird zweimal pro Tag auf nüchternen Magen getrunken.

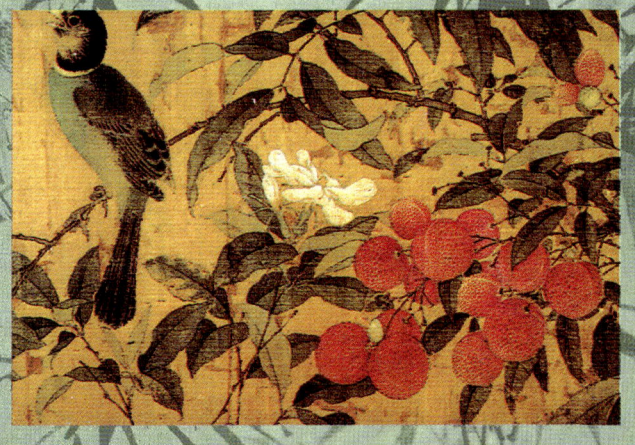

GINSENG

Die Liste der Beschwerden, die durch die Einnahme von Ginseng geheilt werden können, ist sehr umfangreich – sie reicht von Kopfschmerzen bis hin zu Erschöpfung, von Gedächtnisschwund bis hin zu Depressionen. Ginseng verlangsamt den Alterungsprozeß, ist ein Segen für Menschen mit Kreislaufproblemen und gilt als Mittel zur Steigerung des sexuellen Verlangens.

Zahlreich und vielfältig sind auch die Arten der Einnahme dieser wundersamen Wurzel. Sie kann als solche gekaut, in Tabletten-, Kapsel- oder Pulverform verabreicht oder als Tee getrunken werden.

Die Pflanze wird vor allem in China, Korea und dem östlichen Teil des einst mächtigen russischen Reiches angebaut. Sie gedeiht in feuchtem, kühlem, humusreichem Boden. Hier läßt man sie bis zur gewünschten Länge wachsen, gräbt sie dann ganz vorsichtig aus, entfernt die äußeren Wurzelarme und wäscht sie.

Ein Teil der Ernte wird nach einem jahrhundertealten und immer noch geheimen Verfahren gekocht, wobei die Wurzel eine rote Farbe und ein reizvolles, durchscheinendes Aussehen bekommt. Der restliche Ginseng, der seine gelbe, opake Farbe behält, wird langsam über viele Wochen getrocknet.

Jeder Kenner dieser edlen Pflanze preist ihn in höchsten Tönen. Wer die Einnahme erwägt, sollte folgendes wissen: Pflanzen aus anderen Regionen der Erde machen dem echten Ginseng seinen Platz als König der Heilpflanzen streitig, vor allem die aus der Neuen Welt stammende *Panax quinquefolium* und *Pfaffia* (brasilianischer Ginseng) sowie *Eleutherococcus senticosus* (sibirischer Ginseng) aus Rußland. Sie sind jedoch nur ein schlechter Ersatz für den echten Ginseng.

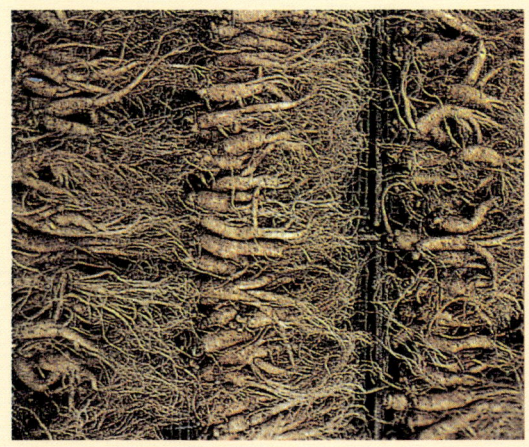

IN DER KÜCHE

Die chinesische Küche ist fast untrennbar mit der Kräutermedizin verbunden. Sie bietet eine Unzahl von Gerichten, die den kulinarischen Bedürfnissen ebenso gerecht werden wie den Anforderungen zur Erhaltung der Gesundheit.

Ein Beispiel sind gedämpfte Hähnchenschenkel mit Ginseng, ein Gericht, das als Tonikum, Stimulans und Aphrodisiakum wirkt, die Hormonproduktion fördert und das Altern verzögern soll.

Trennen Sie drei große Hähnchenschenkel am Gelenk durch, und schneiden Sie beide Teile jeweils noch einmal durch. Legen Sie alles in einen feuerfesten Wok, und übergießen Sie es mit einer Tasse Reiswein oder trockenem Sherry. Fügen Sie fünf Scheiben Ingwer und zehn Gramm Ginseng hinzu. Dämpfen Sie das Ganze bei starker Hitze eine Stunde lang. Inzwischen hacken Sie zwei Frühlingszwiebeln, die Sie mit weißem Pfeffer in einzelne Suppenschüsseln geben. Wenn das Fleisch fertig ist, geben Sie es mit der Ginsengbrühe über das Gemüse.

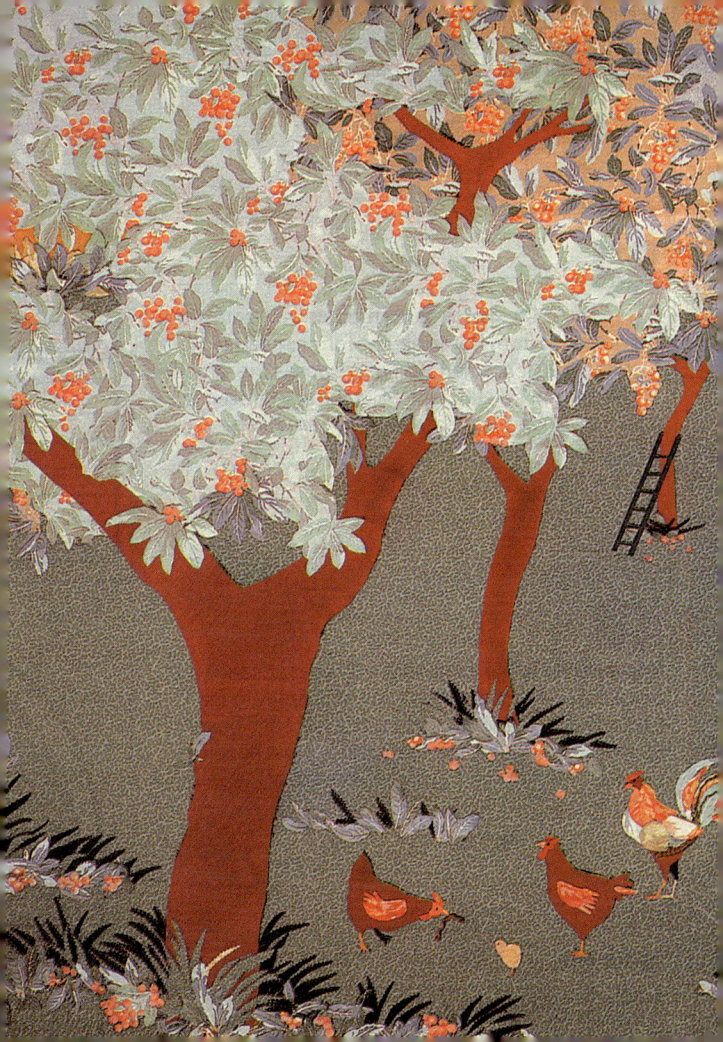

DIE HEILENDE KRAFT DES HONIGS

Bei den alten Ägyptern war Honig ein beliebtes Heilmittel. In einem fast 3500 Jahre alten Papyrus werden fast tausend Medikamente aufgezählt. Mehr als die Hälfte haben Honig als wichtigen Bestandteil, der besonders bei Salben geschätzt und mit Pflanzenölen oder Tierfetten gemischt wurde.

Neue Versuche haben gezeigt, daß die alten ägyptischen Apotheker recht hatten, so großes Vertrauen in dieses Mittel zu setzen, das in der Volksmedizin über die Jahrhunderte weitertradiert wurde. Honig kann Wundschmerzen lindern und die Heilung beschleunigen. Er absorbiert Wasser, trocknet so die Wunde aus und fördert das Nachwachsen des gesunden Gewebes. Da Honig schädliche Bakterien zu töten vermag, wirkt er der Fäulnis entgegen. So hat man feuchten, goldenen Honig in Urnen und Töpfen bis zu 2000 Jahre alter Gräber gefunden: Der Honig wurde durch seine eigene Reinheit konserviert.

Die chinesischen Weisen mit ihrem reichen medizinischen Wissen haben seit jeher Honig als Yin-Tonikum betrachtet und die Einnahme von Honigpillen empfohlen. Nachdem die notwendigen Kräuter zu Pulver zermahlen und der Honig eingedickt ist, werden beide zu einem weichen Teig vermischt. Diesen rollt man zu langen, dünnen Strängen und formt jeweils einen kleinen Teil davon zwischen Finger und Daumen zu einer Pille.

Honig galt als Schönheitsmittel, um eine zartere Haut und einen reineren Teint zu erhalten. Seit Jahrhunderten ist es bei den orientalischen Frauen üblich, das Gesicht mit Honig einzureiben, ihn eine Viertelstunde einwirken zu lassen und dann vorsichtig mit Schwamm und Wasser wieder zu entfernen.

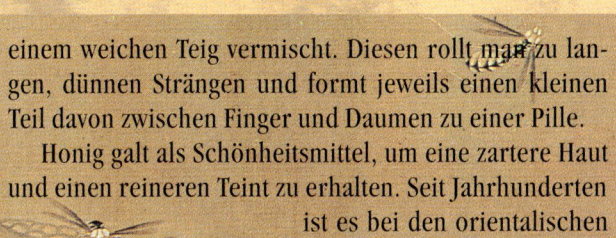

Ein Heilmittelbestiarium

Nicht nur die Flora des Orients liefert die Bestandteile für die chinesische Kräutermedizin, auch die Fauna spielt eine wichtige Rolle:

Ameisenbär (chuan shan jia) Die Schuppen des *Manis Pentadactyla* bilden die Grundlage eines Mittels, welches das Wachstum der weißen Blutkörperchen fördert, positiv auf den Kreislauf wirkt, die Milchproduktion bei stillenden Müttern erhöht, Schwellungen abklingen läßt und den Menstruationsfluß stimuliert.

Antilope (ling yang jiao) Das zu Pulver zermahlene Horn wird zur Behandlung von Leberleiden verwendet. Es wirkt fiebersenkend, schärft das Sehvermögen und mildert Krämpfe. Pillen, die dieses Pulver enthalten, können auch zur Behandlung von Bluthochdruck verschrieben werden und beugen Schlaganfällen vor.

Axishirsch (lu rong) Das Horn des *Cervus Nippon* liefert eines der wirksamsten Mittel zur Stärkung der Sexualität, das die chinesische Heilkunde kennt. Am effektivsten ist es, das frische Blut und das Sekret zu trinken, die beim Abschneiden des Horns austreten.

Drachenknochen (long gu) Die mit diesem Begriff bezeichneten versteinerten Knochen sind zu Pulver zermahlen hilfreich als adstringierendes und beruhigendes Mittel. Äußerlich angewandt wirkt es blutstillend bei Wunden und Abszessen.

Esel (e jiao) Ein Extrakt aus der Haut des *Equus Asinus* stärkt das Blut und lindert Schmerzen in der Lunge.

Gottesanbeterin (sang piaoi xiao) Der Eierbeutel des todbringenden Weibchens liefert ein Sekret, das die Zahl der Spermien erhöht und gleichzeitig eine frühzeitige Ejakulation verhindert. Außerdem hilft es gegen Bettnässen.

Huhn (ji nei jun) Das Gewebe des Muskelmagens verbessert die Verdauung, indem es den Magen stärkt und wichtige Nährstoffe im ganzen Körper verteilt. Trocken und mit Holzkohle geröstet mildert es die Schmerzen bei Mundabszessen.

Hundertfüßer (wu gong) Viele Fachleute sind der Ansicht, daß der einfache Hundertfüßer ein hervorragender Verbündeter im Kampf gegen verschiedene Krebsarten ist. Er wirkt außerdem krampflösend und als

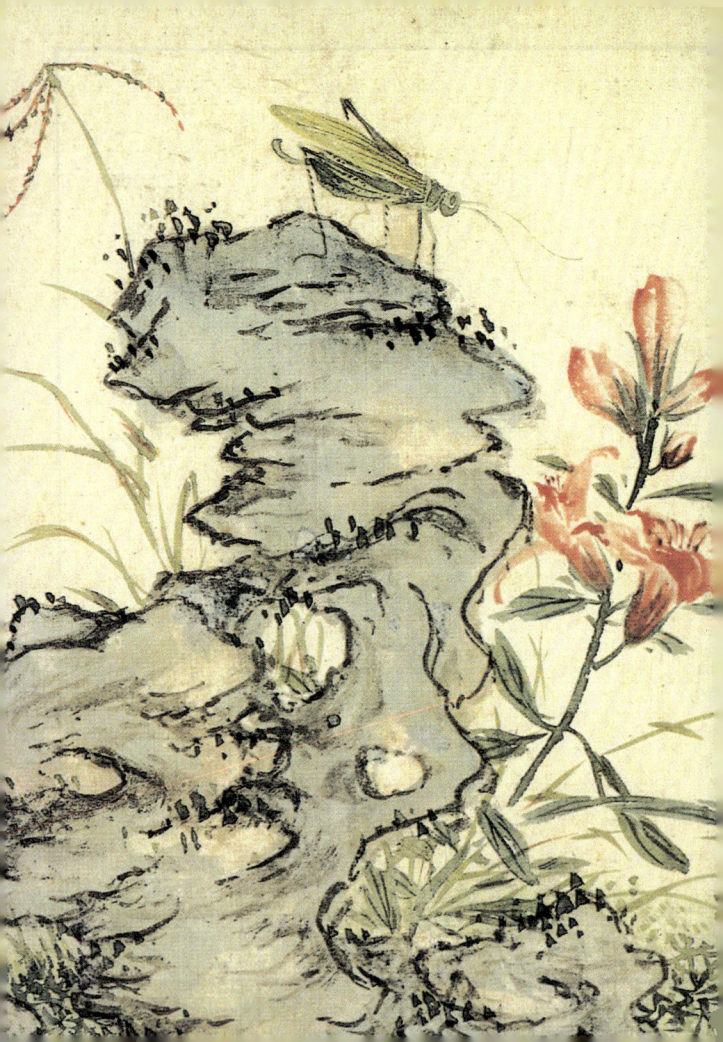

Gegengift bei Schlangenbissen. Schwangere Frauen sollten allerdings jeden Kontakt mit Absuden vermeiden, die
aus dem Hundertfüßer hergestellt wurden.

Moschus (she xiang) Ein getrocknetes Sekret aus der
Moschusdrüse des Moschustiers hält Herz und Kreislauf
gesund und dient als Stimulans, wenn jemand von All-
tagssorgen erdrückt wird.

Regenwurm (qui yin) Eine Lösung mit dem Regenwurm als Grundbestandteil beruhigt die Leber, reinigt
die Bronchien, senkt das Fieber und erhöht den Urin-
fluß. Außerdem hilft es bei zu hohem Blutdruck.

Rhinozeros (xi jiao) Das zu Pulver zermahlene Horn
mit der legendären aphrodisischen Wirkung dient auch
zur Fiebersenkung und Erhaltung der Gesundheit. Die
Produktion wurde eingeschränkt, da die Tiere vom Aus-
sterben bedroht sind.

Schildkröte (bie jia) Der obere Schild, zu Pulver zermahlen, beseitigt Blockaden im Blutfluß und weicht Tumore auf. Außerdem wirkt er fiebersenkend.

Skorpion (xie) Das Pulver aus dem Panzer des Skorpions und die Lösung, die man erhält, wenn man dieses in Wasser kocht, dienen zur Behandlung von Leberleiden und nervösen Störungen. Außerdem wirken sie krampflösend, schmerzstillend und sind ein wirksames Gegengift.

Viper (bai hua she) Die stark reduzierte Flüssigkeit, die man durch Kochen des kopflosen Schlangenkörpers in Wasser erhält, dient zur Behandlung von Rheumaschmerzen, befreit den Darm von Würmern und anderen Parasiten und hat beruhigende Eigenschaften. Dieses Mittel ist extrem giftig und muß mit äußerster Vorsicht angewandt werden.

Wasserbüffel (niu huang) Der zu Pulver zermahlene Magenstein (eine durch Wiederkäuen entstandene harte Masse in den Gedärmen des Tieres) besitzt dieselben Eigenschaften wie das Horn des Rhinozerosses und wird von Scharlatanen häufig an dessen Stelle verkauft.

Zikade (chan tui) Ein Pulver aus dem zerschmolzenen Panzer dieses Insekts, gelöst in Wasser, dient zur Behandlung von Fieber und Krämpfen. Vermischt mit *Chrysanthemum morifolium* hilft es bei grauem Star.

Die im Jahr der **Ratte** Geborenen sind gesellig, intelligent und höflich. Sie haben einen starken Willen, sind hyperkritisch und kleinlich. Sie erleiden nur geringfügige Krankheiten. Die zwischen neun und elf Uhr morgens Geborenen können bis zu 88 Jahre alt werden.

Entschlossen, treu und geduldig, aber auch intolerant, vorurteilsbehaftet und starrköpfig – so werden die im Jahr des **Büffels** Geborenen beschrieben. Sie leiden unter zahlreichen chronischen Krankheiten, besonders der Verdauungsorgane.

Vorsichtig, optimistisch, intelligent, aber auch selbstsüchtig, kritisch und streitbar sind die **Tiger**, die immer unruhig hin- und herwandern und unter vielen geringfügigen Krankheiten leiden, insbesondere unter durch Klimawechsel bedingten Erkältungen und Grippe.

Ihr jugendlichen, energievollen, eleganten **Hasen**, wie könnt ihr nur manchmal so starrköpfig und verschlossen gegenüber neuen Ideen sein und solche Angst vor Konflikten haben? Und doch seid ihr glücklich zu nennen, denn ihr habt Erfolg im Leben, und euer Weg wird nicht durch schwere Krankheiten verdunkelt.

Drachen sind voller Energie, autoritär, eigensinnig und mißtrauisch gegenüber anderen Menschen. Einige Drachen erfahren ein hohes Alter, andere sind ausgebrannt, bevor sie noch die 70 erreicht haben. Die Gesundheit des Drachen wird stark durch die selbst gesetzte schnelle Gangart beeinträchtigt, so daß er unter Erschöpfung, Streß und hohem Blutdruck leidet.

Gesegnet mit Intelligenz und betörender Anziehungskraft auf das andere Geschlecht, geplagt von düsterer Stimmung und Stolz, werden selbst diejenigen **Schlangen**, die ein hohes Alter erreichen, oft von Nervenkrankheiten befallen.

Tatkräftig, selbstsicher, die geborenen Führerpersönlichkeiten, zugleich ungeduldig, heißblütig und eitel: Die im Jahr des **Pferdes** Geborenen besitzen die sagenhaften Eigenschaften jenes ausgesprochen edlen Tieres und erfreuen sich eines durch Krankheiten kaum beschwerten Lebens.

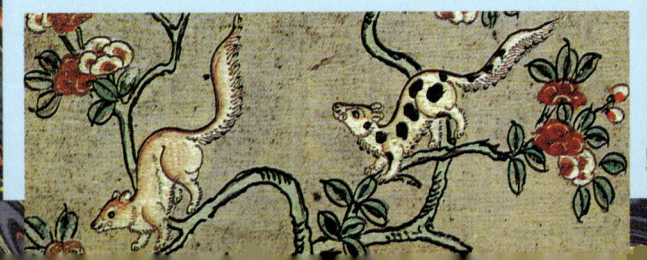

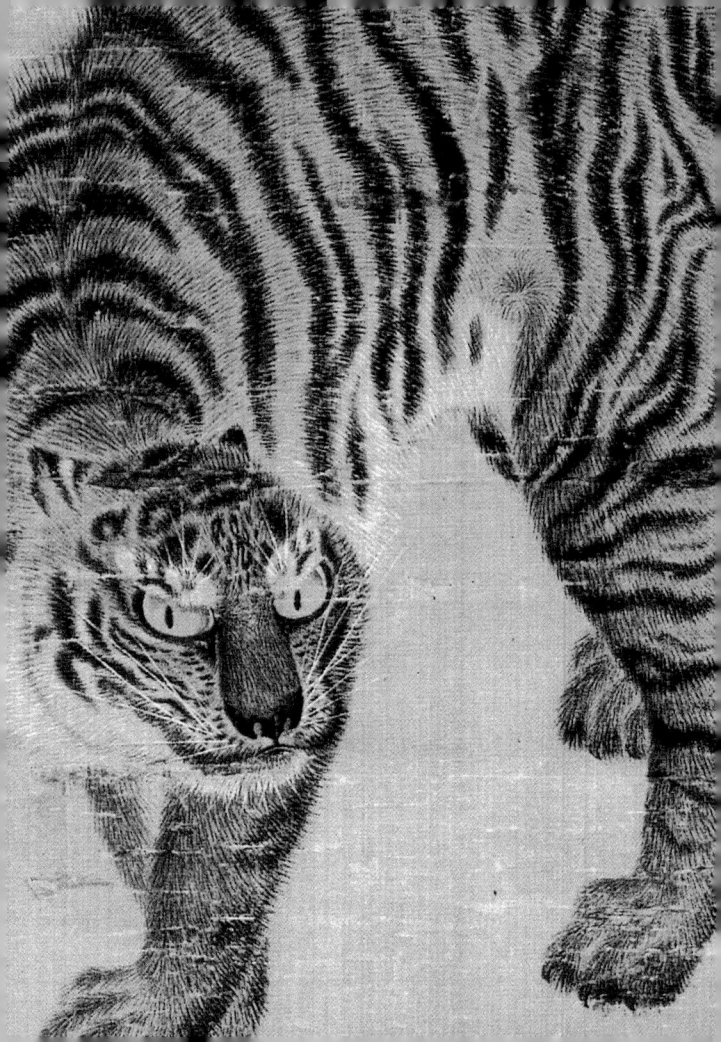

Die sanfte, liebenswerte und empfindsame **Ziege** sollte vorsichtig sein, denn dieses – so die Kehrseite –unpünktliche, zögerliche und starrsinnige Tierkreiszeichen hat es nicht immer leicht. Obwohl einige ein hohes Alter erreichen, werden andere mit diversen Beschwerden und Krankheiten zu kämpfen haben.

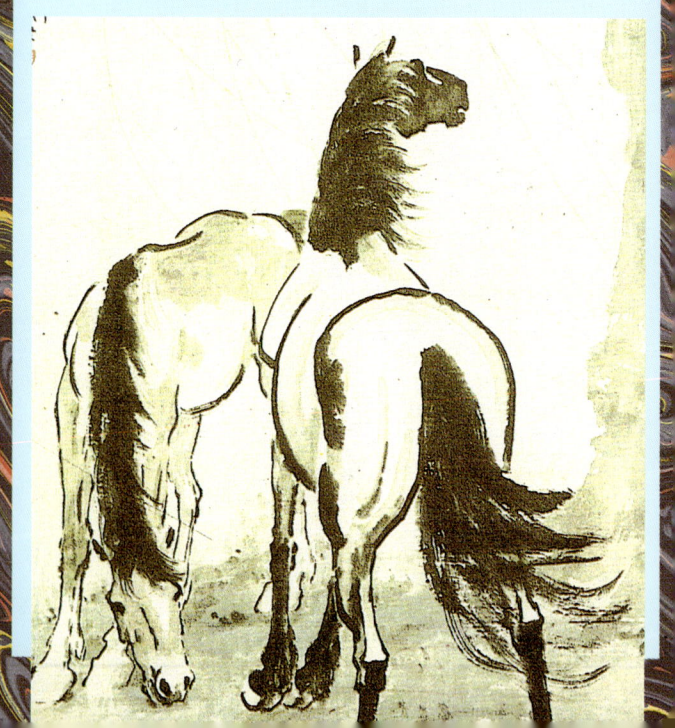

Die schlauen und warmherzigen, einflußreichen und kreativen **Affen** nehmen oft keine Rücksicht auf ihre Gesundheit und meinen, ihre Schmerzen und Leiden würden am besten von selbst heilen. Doch leider sind diese Beschwerden allzuoft Anzeichen einer ernsten Erkrankung, der man Beachtung schenken sollte.

Der **Hahn** ist der König des Bauernhofs: ein Vogel mit großer Intuition, uneingeschränkter Ehrlichkeit und hoher Intelligenz, ein unduldsamer Selbstdarsteller mit geradzu krankhafter Verschwendungssucht. Viele Hähne sind anfällig für Krankheiten. Sie erkälten sich genauso oft, wie sie sich im Spiegel betrachten.

Hunde sind tatkräftig, energiegeladen und klug, aber auch launisch. Sie haben ein kräftiges Herz und gesunde Organe, doch in ihrer Hektik stürzen sie häufig und können sich die Knochen brechen.

Ihr arbeitsamen und warmherzigen **Schweine**, betrachtet die anderen mit Argwohn, denn welches Tier in der Astrologie wird so liebevoll gemästet wie ihr, nur um unschuldig zur Schlachtbank geführt zu werden. Achtet auf die leichten Krankheiten, die andere scheinbar so mühelos abschütteln.

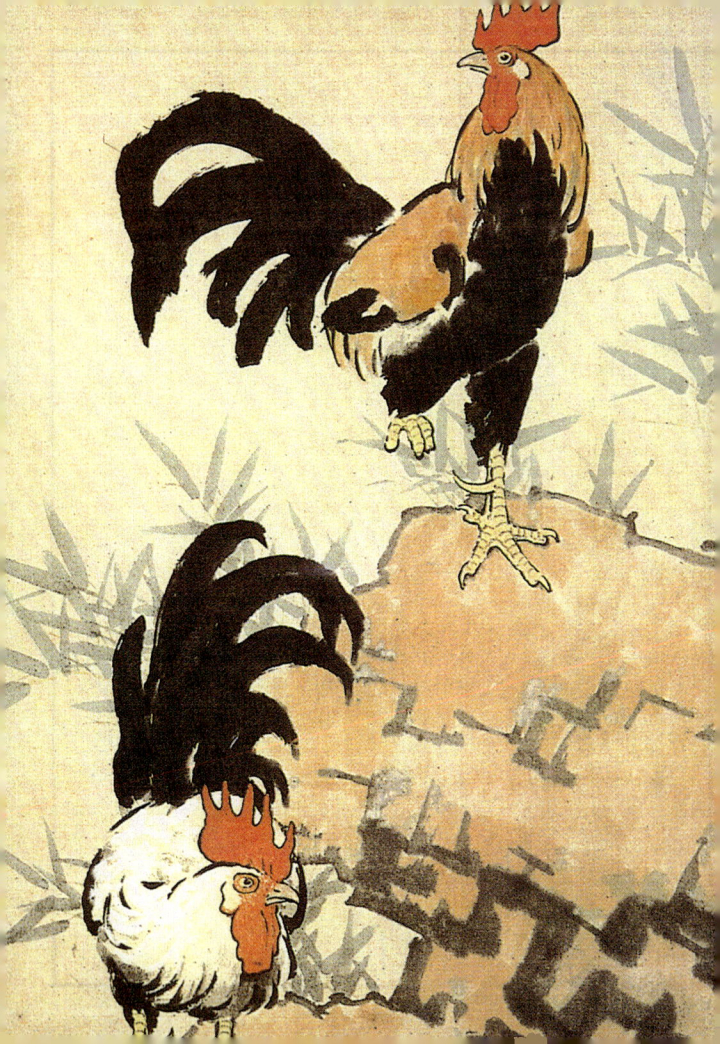

Mit dem genannten Datum beginnt das jeweilige chinesische Jahr:

31.01.1900	Ratte	26.01.1933	Hahn	21.01.1966	Pferd
19.02.1901	Büffel	14.02.1934	Hund	09.02.1967	Ziege
08.02.1902	Tiger	04.02.1935	Schwein	30.01.1968	Affe
29.01.1903	Hase	24.01.1936	Ratte	17.02.1969	Hahn
16.02.1904	Drache	11.02.1937	Büffel	06.02.1970	Hund
04.02.1905	Schlange	31.01.1938	Tiger	27.01.1971	Schwein
25.01.1906	Pferd	19.02.1939	Hase	15.02.1972	Ratte
13.02.1907	Ziege	08.02.1940	Drache	03.02.1973	Büffel
02.02.1908	Affe	27.01.1941	Schlange	23.01.1974	Tiger
22.01.1909	Hahn	15.02.1942	Pferd	11.02.1975	Hase
10.02.1910	Hund	05.02.1943	Ziege	31.01.1976	Drache
30.01.1911	Schwein	24.01.1944	Affe	18.02.1977	Schlange
18.02.1912	Ratte	13.02.1945	Hahn	07.02.1978	Pferd
06.02.1913	Büffel	02.02.1946	Hund	28.01.1979	Ziege
26.01.1914	Tiger	22.01.1947	Schwein	16.02.1980	Affe
14.02.1915	Hase	10.02.1948	Ratte	05.02.1981	Hahn
03.02.1916	Drache	29.01.1949	Büffel	25.01.1982	Hund
23.01.1917	Schlange	17.02.1950	Tiger	13.02.1983	Schwein
11.02.1918	Pferd	06.02.1951	Hase	02.02.1984	Ratte
01.02.1919	Ziege	27.01.1952	Drache	20.02.1985	Büffel
20.02.1920	Affe	14.02.1953	Schlange	09.02.1986	Tiger
08.02.1921	Hahn	03.02.1954	Pferd	29.01.1987	Hase
28.01.1922	Hund	24.01.1955	Ziege	17.02.1988	Drache
16.02.1923	Schwein	12.02.1956	Affe	06.02.1989	Schlange
05.02.1924	Ratte	31.01.1957	Hahn	27.01.1990	Pferd
24.01.1925	Büffel	18.02.1958	Hund	15.02.1991	Ziege
13.02.1926	Tiger	08.02.1959	Schwein	04.02.1992	Affe
02.02.1927	Hase	28.01.1960	Ratte	23.01.1993	Hahn
23.01.1928	Drache	15.02.1961	Büffel	10.02.1994	Hund
10.02.1929	Schlange	05.02.1962	Tiger	31.01.1995	Schwein
30.01.1930	Pferd	25.01.1963	Hase	19.02.1996	Ratte
17.02.1931	Ziege	13.02.1964	Drache	07.02.1997	Büffel
06.02.1932	Affe	02.02.1965	Schlange	28.01.1998	Tiger

KRANKES HEILT KRANKES

Im elften Jahrhundert erfuhr eine Taoistin, die in der chinesischen Provinz Sechuan lebte, daß der Erste Minister Wang Dan im ganzen Reich nach einem Chemiker oder Arzt Ausschau halten ließ, der wußte, wie man Pocken heilt. Sein ältester Sohn lag nämlich mit dieser gefürchteten Krankheit im Sterben, und er hatte Angst, die ganze Familie würde von ihr befallen.

So reiste die alte Einsiedlerin in die Hauptstadt des Reiches und nahm Pockenschorf mit. Sie wickelte es in Musselin und steckte es dem Patienten in die Nase. Die Freude war groß, als der junge Mann überlebte.

Die beschriebene taoistische Methode hieß damals wie heute Impfung. Und obwohl es sich hier um ein Märchen handelt, steckt ein Körnchen Wahrheit darin, denn die Alchemisten übten ihre Tätigkeit nicht nur im Labor aus, sondern nahmen auch Versuche an sich selbst vor. So entdeckten sie, daß man schwere Erkrankungen vermeiden kann, indem man eine schwächere Spielart derselben zu sich nimmt.

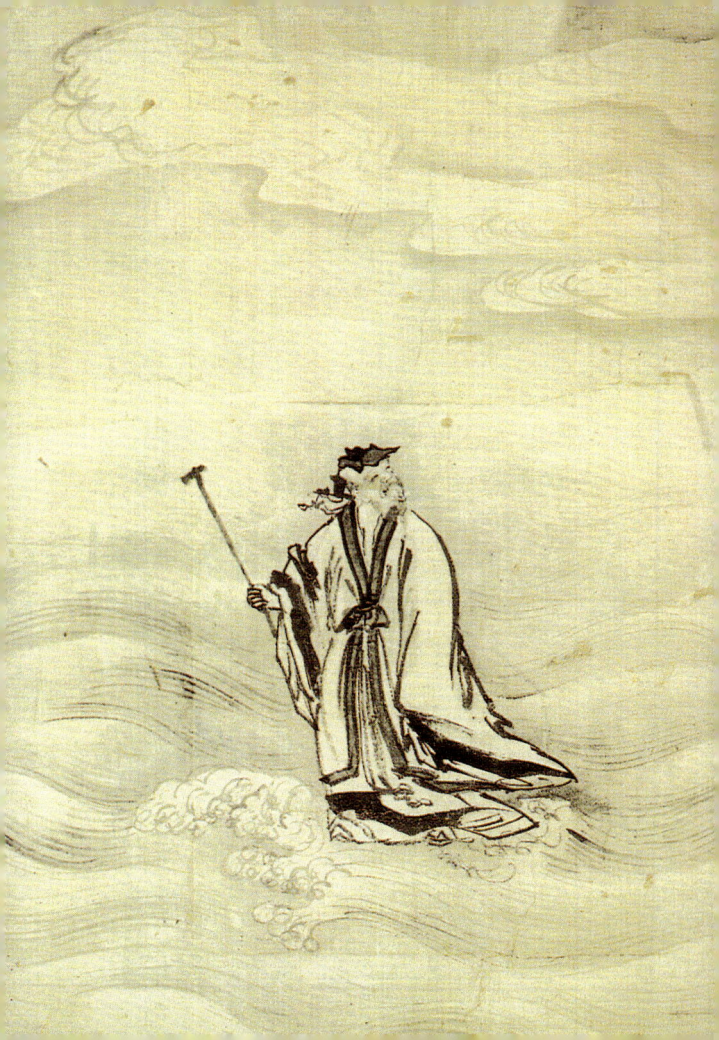

T'AI CHI

Vor fast 1000 Jahren sann der taoistische, hochangesehene Denker Chang Sang-feng über die Aggressivität kriegerischer Auseinandersetzungen nach. Sein Traum war, eine sanftere, geistvolle Spielart zu finden.

Eines Tages erregte eine Elster seine Aufmerksamkeit, die auf eine Schlange einhackte. Diese bewegte sich stetig und langsam, um sich der Reichweite ihres Angreifers zu entziehen, und die Dynamik der anmutigen Drehungen und Windungen, mit denen die Schlange den Vogel neckte, hypnotisierte den Meister geradezu. Später benutzte Chang Sang-feng genau solche Bewegungen als Übungsgrundlage für die *Ch'un* genannte Kunst der Selbstbeherrschung.

Ch'un wurde von taoistischen Mönchen in Klöstern und Tempelschulen übernommen, um Körper, Geist und Seele durch eine wirksame Verbindung von Bewegung und Geist in Einklang zu bringen. Die heiligen Männer entdeckten, daß sie durch Ausübung des T'ai Chi (wie sie es nun nannten) ihren Geist und ihren Körper zentrieren konnten. Später wandelte es sich zu einer meditativen Heilmethode, an der jeder teilnehmen konnte.

Auch T'ai Chi zielt darauf ab, einen Ausgleich zwischen dem friedlichen, sanften Yin und dem aktiven, kreativen Yang herzustellen, wobei jedes krankmachende Ungleichgewicht durch geistige Konzentration korrigiert wird.

T'ai Chi ist ein wesentlicher Bestandteil der chinesischen Kultur, und Millionen nehmen täglich an den Übungen im Freien teil, die morgens und bei Sonnenuntergang abgehalten werden.

Aufgrund der graziösen, fließenden Bewegungen ist T'ai Chi besonders wirksam im Kampf gegen Angst und Streß. Atmung und Haltung verbessern sich, und die Übungen sind meditative Inseln im hektischen Alltag.

»Die innere Stärke«, erklärt Chang Sang-feng, »hat ihre Wurzeln in den Füßen, entfaltet sich in den Schenkeln, wird von der Hüfte kontrolliert und kommt in den Fingern zum Ausdruck.«

Mit dem Bild des Wassers wird der Energiefluß dargestellt, und die Erde symbolisiert die Verbindung zwischen Mensch und Planet. Alle Bewegungen sind komplementär. Es beginnt mit Ruhe, und dann entsteht ein

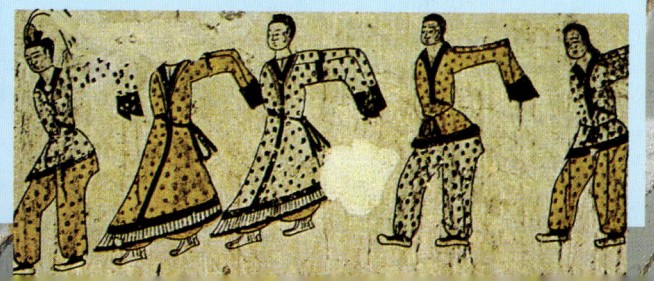

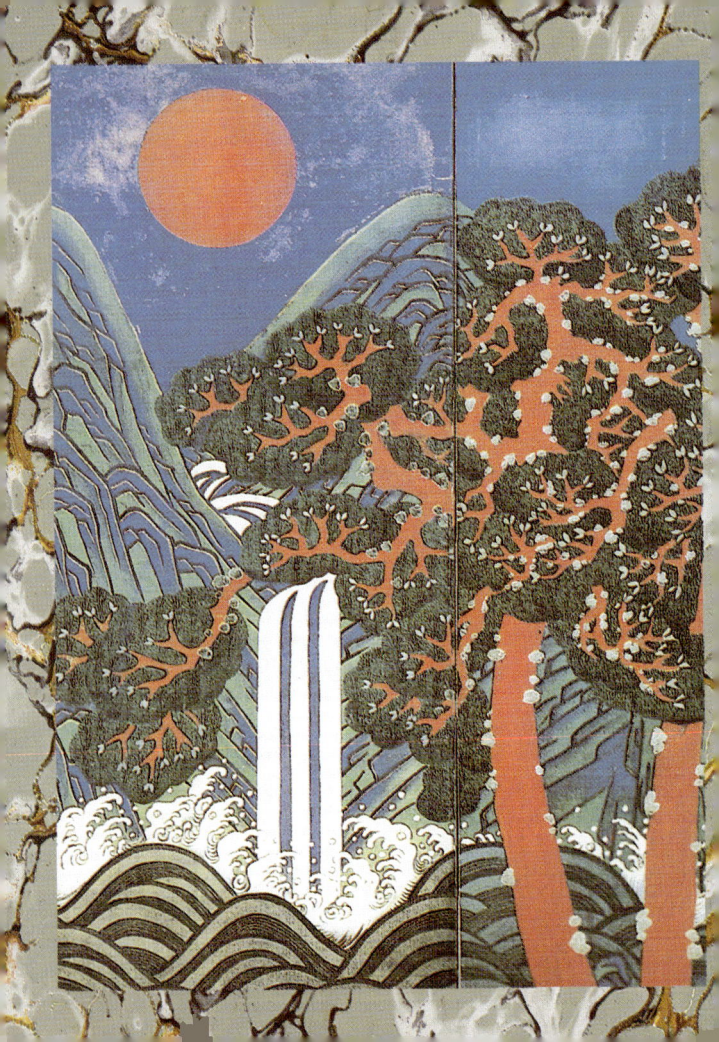

Gefühl der Wiederbelebung, während man gleichzeitig große Klarheit und Wohlbefinden erfährt.

T'ai Chi ist inzwischen auch im Abendland weit verbreitet, und alle, die sich mit den schwierigen Übungen vertraut gemacht haben, betonen, daß die Geduld und Ausdauer, die Fähigkeit zur Vereinfachung, Anpassung und Veränderung, die zu ihrer Beherrschung notwendig sind, die Mühe lohnen: Denn T'ai Chi sei von allen ganzheitlichen Therapien die vollständigste, natürlichste und wirksamste.

Es gibt zwei T'ai Chi-Formen: die kurze, die aus 40 ineinanderfließenden Bewegungen besteht, und die lange, die die Beherrschung von über 100 Bewegungen erfordert. Für die erste Form braucht man ohne Wiederholungen etwa zehn Minuten; die zweite, mit Wiederholungen, erfordert das Vierfache an Zeit, wenn der Ausübende die optimale Wirkung erzielen will.

Jemand, der mit allen Aspekten des T'ai Chi vertraut ist, hat einmal gesagt: »Wir leben sowohl in inneren wie in äußeren Welten. Das innere Reich ist das der Gedanken und Reflexionen, das äußere das der Kraft und der Tätigkeit. T'ai Chi zeigt uns, wie man diese Welten miteinander in Einklang bringt.

DER ARZT FRAGT, DER PATIENT ERZÄHLT

Leider ist in diesem kleinen Bändchen eine tiefergehende philosophische Erörterung der Ayurveda-Medizin nicht möglich. Doch soviel sei gesagt, daß in dieser ältesten medizinischen Disziplin der Mensch und das Universum, dessen Teil er ist, von fünf Bhutas – nämlich Äther, Feuer, Wasser, Luft und Erde – beherrscht werden. Ebenso besteht der Körper aus sieben Dhatus oder Elementen. Das Ayurveda sorgt dafür, daß sie alle in friedlicher Harmonie nebeneinander existieren, wodurch das physische und geistige Wohlbefinden eines jeden erreicht wird, der Zuflucht bei ihm sucht.

Die meisten Menschen glauben, daß Hippokrates der Vater der abendländischen Medizin ist, und jeder, der sie ausüben darf, hat einen Eid auf diesen bedeutenden Gelehrten geleistet. Aber wir dürfen nicht vergessen, daß er von den Lehren des Pythagoras beeinflußt war, der sich wiederum von den indischen Mystikern hatte inspirieren lassen.

Ayur bedeutet Leben und *Veda* Wissen. Die Prinzipien des Ayurveda wurden um 500 v. Chr. an der ruhmreichen Universität von Benares gelehrt, wo auch die umfangreiche medizinische Enzyklopädie, die *Samhita*, entstand. Ein Großteil ihrer Inhalte läßt sich bis auf die

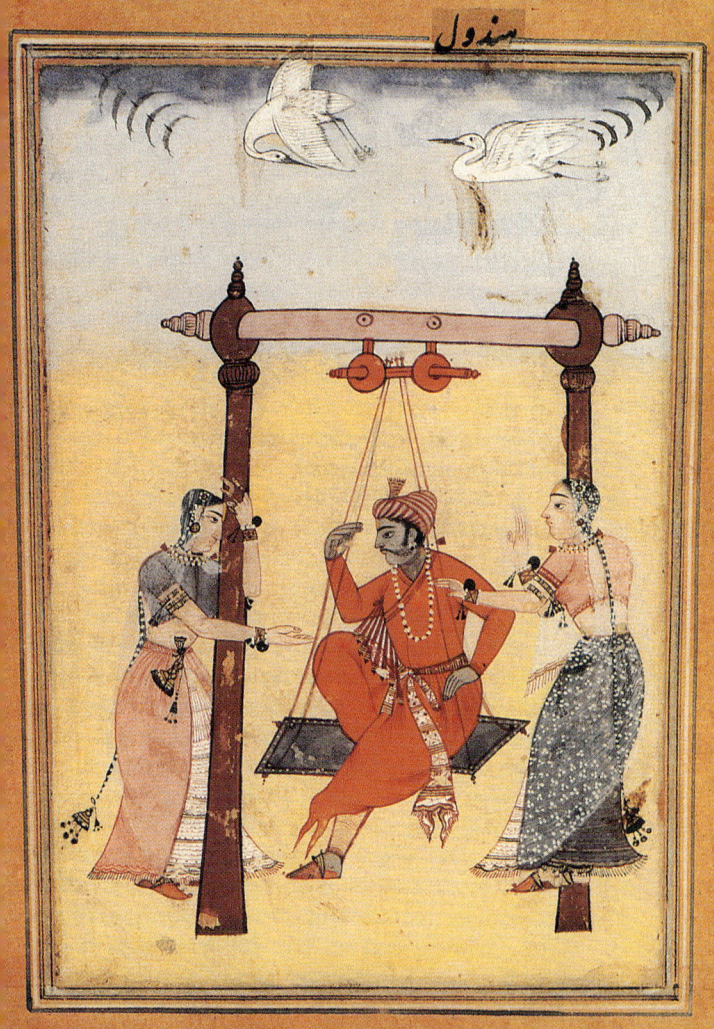

bereits 3000 v. Chr. bestehenden Zivilisationen am Nil und in den Tälern des Euphrat zurückverfolgen.

Das Ayurveda ordnet alle Leiden in vier Hauptkategorien: akzidentiell, physisch, mental und natürlich.

Akzidentielle Leiden entstehen durch jede Art von Schlag, Schnitt, Stich oder äußere Einwirkung und werden durch Erste Hilfe oder, wenn das Leiden sehr ernst ist, durch chirurgische Eingriffe behandelt. Zu den physischen Leiden gehören Gewebeveränderungen, Entzündungen, Tumore und Blockaden, während mentale Leiden im wesentlichen in der Form von Ärger, Stolz, Faulheit oder Furcht auftreten. Auch wenn Arzneien hier sehr hilfreich sein können, wird der ayurvedische Arzt einem Patienten mit solchen Leiden vielleicht die sympathetische Beratung oder Meditation empfehlen.

Natürliche Leiden werden durch Geburt und Altern hervorgerufen und können durch die Teilnahme an religiösen Riten und Festen gebessert werden.

Zu den medizinischen Behandlungen gehört die Anwendung von Medikamenten aus Kräutern, Gemüsepflanzen und Mineralien. Eine ausgewogene medikamentöse Behandlung zu finden, ist ein zeitaufwendiger Prozeß, und die Vorbereitung kann mehrere Monate dauern. Aus Kräutern und Pflanzen hergestellte Medikamente werden im frischen Zustand eingenommen, da sie

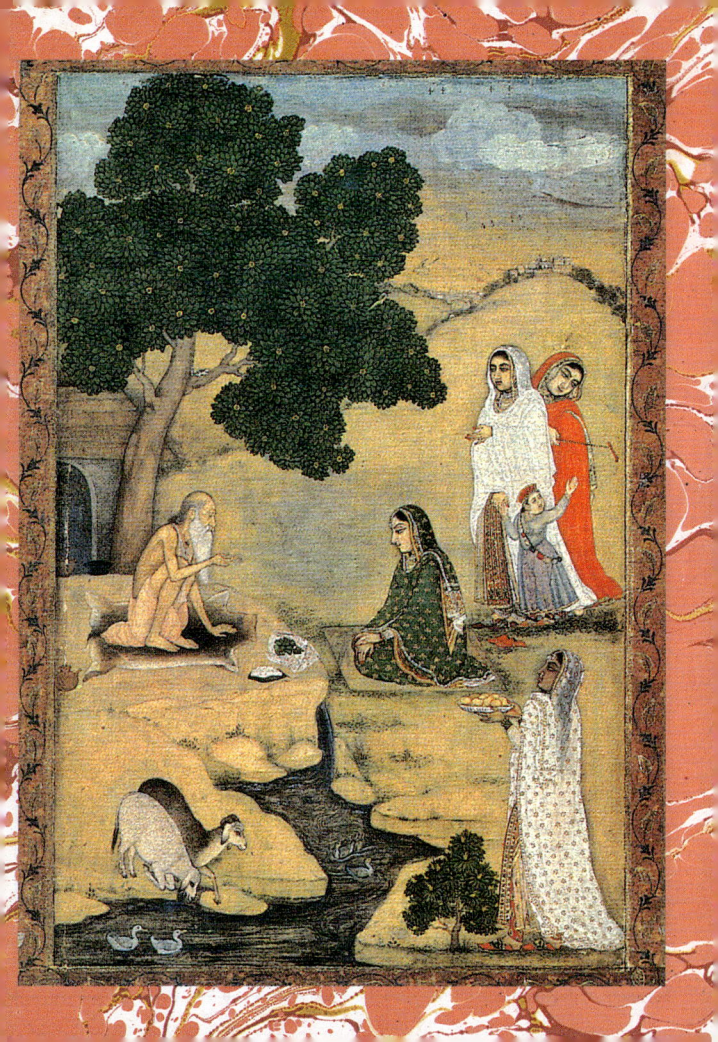

mit dem Alterungsprozeß an Kraft verlieren. Medikamente aus Mineralien hingegen sind um so wirksamer, je länger sie gelagert werden.

Die Ernährung ist ebenfalls ein wichtiger Bestandteil der ayurvedischen Medizin. Der Arzt empfiehlt dem Patienten nicht nur bestimmte Speisen, sondern berücksichtigt bei der Aufstellung einer Diät auch das Wetter und die Jahreszeit und sagt dem Patienten, zu welcher Tageszeit er die verschiedenen Nahrungsmittel zu sich nehmen soll. Die Speisen werden langsam gegessen und gut gekaut, wenn der Patient sich in einem günstigen Geisteszustand befindet.

Den ayurvedischen Prinzipien zufolge werden die Dhatus durch Speisen in verdauter Form ernährt. Eine unausgeglichene Ernährung führt zur Erkrankung der Dhatus, was physische und geistige Störungen zur Folge hat. Während andere Faktoren wie Klima, Umgebung, Schlafgewohnheiten, Sexualität und Alter den Verlauf der Krankheit beeinflussen können, ist es in erster Linie die falsche Ernährung, die krank macht.

Das Ayurveda unterteilt die Nahrung in sechs verschiedene Gruppen. Zu den nährstoffreichen Getreiden gehören über 20 Reisarten, Hirse und die einfachen Getreide. Am zweitwichtigsten sind die proteinreichen Hülsenfrüchte oder Gemüse, zu denen Linsenarten wie

Chana gehören. Sie können aber Blähungen und Verstopfung hervorrufen, daher muß ihr Genuß sorgfältig kontrolliert werden.

Ölhaltige Pflanzen bilden die dritte Kategorie. Zu ihnen gehören Sesam- und Senfsamen, Kaffeebohnen und Erdnüsse. Sie alle haben einen bitteren, strengen Geschmack und werden vorwiegend äußerlich angewendet.

Die vierte Kategorie bilden gekochte Speisen. Hirsch, Antilope, Hahn, Pfau und Sperling gelten als trocken und verdaulich. Mungo, Hase, Kamel, Tiger, Löwe, Bär, Affe, Katze und Schakal werden selten gegessen.

Gemüse und Obst: zum Beispiel Karavella, welche den Appetit steigert und gegen Diabetes und Asthma hilft, Yam und Zwiebeln zur Behandlung von Hämorrhoiden und Mango, welche das Gewebe aufbaut. Doch die Königin der Früchte ist die Weintraube.

Im Gegensatz zu westlichen Medikamenten, die oft vorschnell verordnet werden, muß sich der ayurvedische Arzt Zeit nehmen, um den Betroffenen als einzigartiges Wesen mit einer ganz individuellen Disposition behandeln zu können. Er würde niemals eine Diagnose stellen oder eine Behandlung beginnen, ohne zuvor das Horoskop des Patienten begutachtet, die flüssigen Ausscheidungen analysiert, sich seine Stimme genau ange-

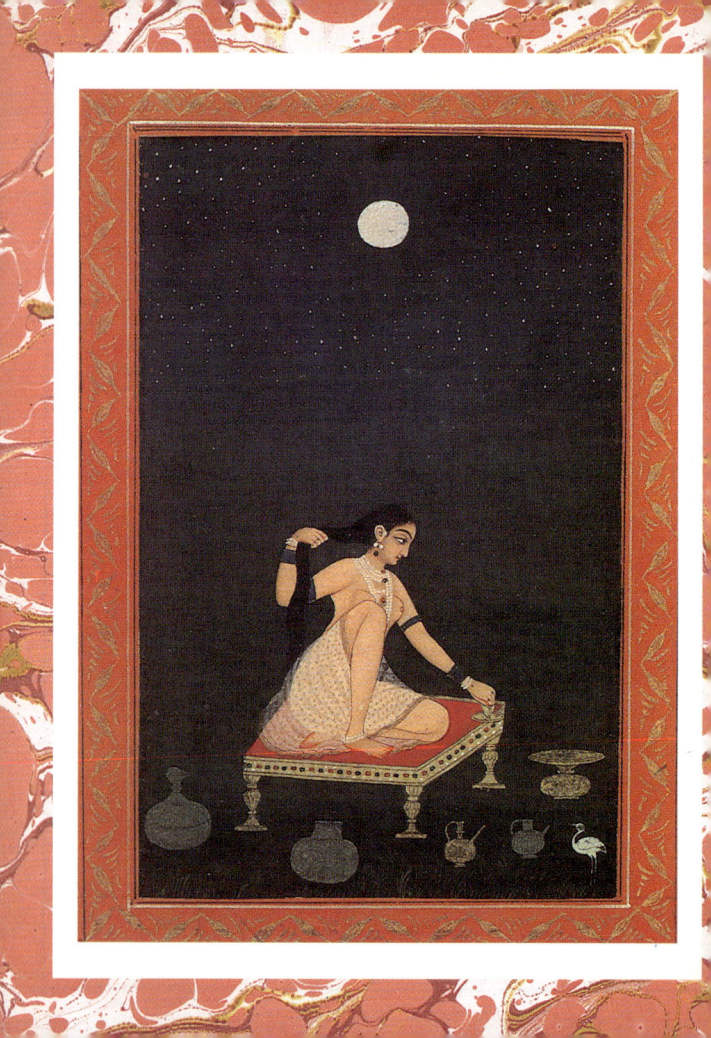

hört und eine gründliche körperliche Untersuchung vorgenommen zu haben.

Der Arzt fragt, der Patient erzählt. Der Arzt hört zu, der Patient denkt nach, der Arzt erteilt Ratschläge. Der Patient gehorcht uneingeschränkt, ohne zu fragen.

Da das Ayurveda seine festen Wurzeln im Religiösen hat, beinhaltet es auch die Wiederholung von Mantras, das sind klangvolle Meditationssilben, die Teilnahme an mystischen Zeremonien und die Ausübung von Yoga. Wichtig sind auch die Anwendung von Edeloxyden und die Kraft der Edelsteine.

Der ayurvedische Arzt muß diagnostische Fähigkeiten besitzen sowie eine große Kenntnis der Arzneimittel, um so das gesammelte Wissen seiner Zeit in den Dienst des Patienten stellen zu können.

Ayurvedische Heilmittel für die ganze Familie

Auch als Hausmittel haben sich einige ayurvedische Heilmittel bewährt:

Badu-Kadu ist ein bitteres Tonikum, das sich besonders für Kinder eignet, die unter unausgewogener Ernährung leiden, vor allem bei Kohlenhydratmangel. *Arvindasava* ist ein wirksames Tonikum für die jüngeren Familienmitglieder, die bei Erkältungen auch gern das süße *Wasaka Avaleha* zu sich nehmen.

Wenn die Dame des Hauses ein Frauenleiden hat, wird sie sich mit *Ashoka Aristha* Erleichterung verschaffen, und wer nach einer Geburt unter Erschöpfung leidet, sollte *Balant Kadhu* zur Stärkung und Belebung nehmen.

Wenn beim Herrn des Hauses die sexuelle Potenz nachläßt, sollte er entweder *Sitapalasavan Mishrana* oder *Dhatupaustic*-Pillen nehmen.

Alle Familienmitglieder, die unter der Sommerhitze leiden, sollten ein wenig vom süßen *Gulkand* mit dem Rosenduft nippen. Wer zu weichen Stuhlgang hat, wird entdecken, daß *Belphal Moramba* den Darm beruhigt.

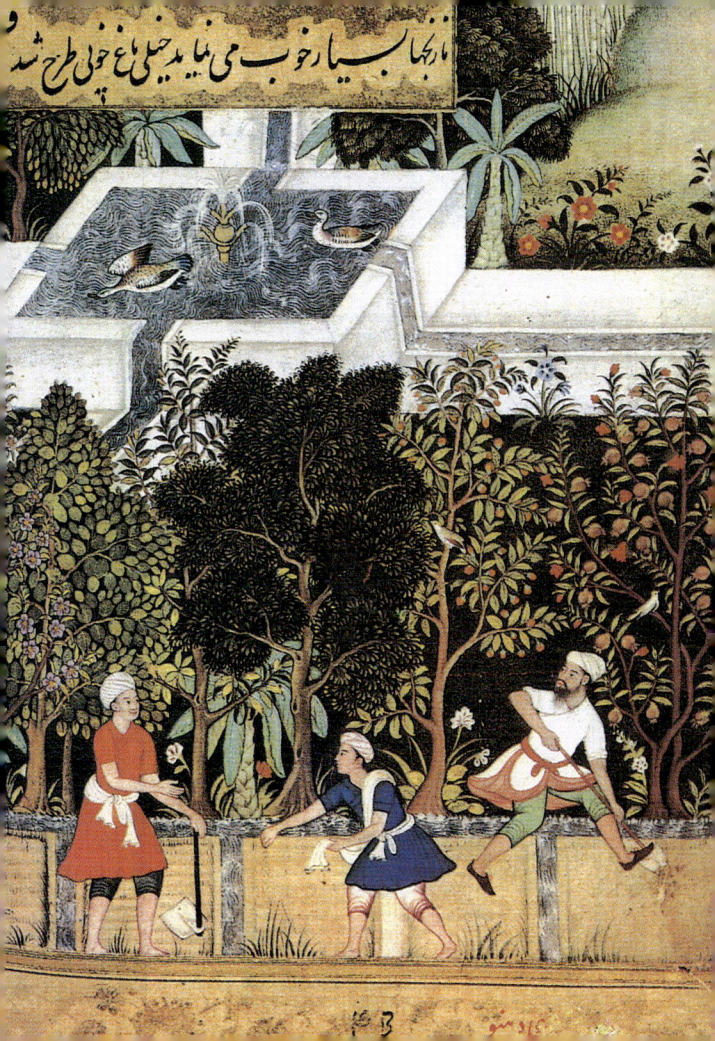

Asiatische Medizin und Sexualität

In grauer Vorzeit bemerkte ein chinesischer Ziegenhirte, daß die Männchen seiner Herde besondere sexuelle Aktivität an den Tag legten. Er wurde neugierig, legte sich wochenlang auf die Lauer und stellte fest, daß dies immer dann der Fall war, wenn sie ein bestimmtes Weidestück mit Unkraut abgegrast hatten. So wurden die chinesischen Kräuterheiler auf die aphrodisischen Eigenschaften des *Epigmedium sagittatum* aufmerksam, ein Mittel zur Steigerung der männlichen Potenz, das sie *Yin Yang Huo* oder »horniges Ziegenkraut« nannten.

Stärkungsmittel mit Bestandteilen dieses äußerst wirksamen Krauts steigern die Sekretion männlicher Hormone und die männliche Samenproduktion. Durch die Erweiterung der Gefäße fördert es zudem die Versorgung der empfindlichen Körpergewebe mit Blut.

Rhinozeroshorn und Tigerhoden

Die Suche nach Aphrodisiaka ist so alt wie die Geschichte der Menschheit, zahlreich und mannigfaltig sind die Rezepturen für Tinkturen und Wässerchen, die den Sexualtrieb steigern und die Freuden der sexuellen Vereinigung verlängern. Während der westliche Mensch auf den Verzehr von Austern oder eine Prise Koriander

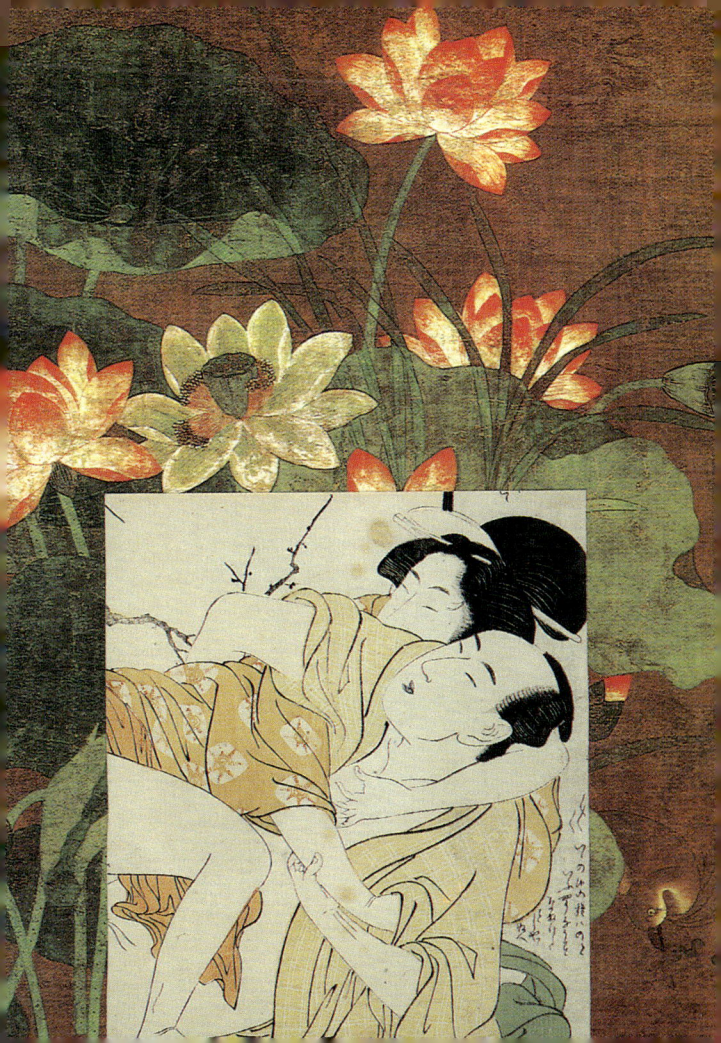

schwört, um das sexuelle Verlangen zu steigern, greifen die Asiaten seit jeher auf das Horn des Rhinozerosses, auf Tigerhoden und auf den Penis des Seehunds zurück.

Schon die alten chinesischen Kräuterspezialisten betonten, daß ihre Mittel in Verbindung mit einer traditionellen Ernährung nicht nur ein langes Leben fördern, sondern auch ein ausgeglichenes Sexualleben, und die Schriften der Weisen sind reich an Hinweisen auf die Sexualität. So schreibt Sun Simiao: »Ein Mann kann ein gesundes und langes Leben führen, wenn er zweimal im Monat oder vierundzwanzigmal im Jahr eine Ejakulation hat. Wenn er zugleich auf gesunde Ernährung und Lebensführung achtet, kann er ein hohes Alter erreichen.« Anders hingegen eine ältere Empfehlung von Meister Liu Ching: »Im Frühjahr darf ein Mann einmal in drei Tagen ejakulieren. Im Sommer und Herbst zweimal im Monat. Im kalten Winter sollte er den Samen halten und überhaupt nicht ejakulieren. Im Winter die Yang-Substanz (den Samen) zu sammeln, ist der Weg ins Paradies. Der Mann, der sich daran hält, wird ein hohes Alter erreichen. Eine Ejakulation im kalten Winter ist hundertmal schädlicher als im Frühjahr.«

Beide Männer waren Taoisten und sehr erfahren in der Kunst, beim Koitus den Samen zurückzuhalten. Sun Simiao wurde 101 Jahre alt und führte bis zuletzt ein reges Sexualleben. In seinen Tagebüchern und anderen Schriften ist nie von Impotenz die Rede, doch wenn er jemals darunter gelitten hat, dann nahm er zweifellos die Hilfe eines Kräuterspezialisten in Anspruch.

Was das Ayurveda sagt

Nach der, in diesem Punkt für westliche Frauen (und auch Männer) wohl nur schwer nachvollziehbaren Lehre der alten Inder soll ein Mann nicht mit einer menstruierenden, einer schwangeren oder einer Frau, die überhaupt keine Monatsblutungen mehr hat, schlafen.

Der Koitus bei Tage gilt ebenfalls als tabu. In den Vorsommermonaten wird er zweimal wöchentlich empfohlen. In den feuchten, stickigen Sommermonaten ist sexuelle Aktivität nicht mehr als einmal in zwei Wochen angeraten, während man in den kühleren Wintermonaten je nach Vermögen und Neigung aktiv werden kann. In dieser Zeit sollten Männer, die das Verlangen ihrer Frauen nach sexueller Befriedigung als belastend empfinden, *Sitapalasavan* oder *Dhatupaustic*-Pillen nehmen, um ihre nachlassenden Erektionskräfte wiederherzustellen.

SHIATSU UND AKUPRESSUR

Der Lehre des Shiatsu und seiner Verwandten, der Akupressur zufolge reagiert der menschliche Körper auf drei Arten von Stimulantien. Wenn er von einem Gegenstand getroffen wird, reagiert er mit Schmerz. Wenn er extremen Temperaturen ausgesetzt wird, reagiert er thermisch. Und wenn er in bestimmter Art und Weise berührt wird, reagiert er mit dem Tastsinn.

Die Akupunktur beruht auf dem ersten Typ und soll eine Reaktion auf einen Gegenstand hervorrufen. Die Moxibustion gehört zum zweiten Typ, indem sie durch Hitze Veränderungen im Körper bewirkt. Shiatsu und Akupressur stimulieren durch Berührung und versuchen so, auf den Fluß des Ki im Körper einzuwirken und ein Leiden zu heilen. Im Gegensatz zur Akupunktur erfordert das Shiatsu keine Nadeln, und jeder kann es ohne Gefahr selbst praktizieren.

Es muß betont werden, daß Shiatsu nicht mit dem gleichermaßen angesehenen *Anma*, der japanischen Massage, zu verwechseln ist, das zur Lösung von Spannungen im Rücken- und Schulterbereich dient. Der Anwendungsbereich des Shiatsu ist umfassender. Man übt Druck auf eins der Tsubos – das sind die Druckpunkte entlang der Meridiane – aus, um den Fluß der Lebenskraft anzuregen und um Krankheiten und Schmerzen zu heilen.

Shiatsu wirkt geradezu Wunder bei der Behandlung von Kopfschmerzen und Migräne, Rücken- und Zahnschmerzen und ist äußerst hilfreich bei der Beseitigung von Verdauungsproblemen. Es ist ein wichtiger Verbündeter für alle, die unter Schlaflosigkeit leiden, und diejenigen, die glauben, das Leben nicht mehr bewältigen zu können.

Die Praxis des Shiatsu beruht darauf, daß die Körpermeridiane durch Druck auf das entsprechende Tsubo gespürt werden können. Tsubos sind die 365 Akupunkturpunkte an verschiedenen Stellen des Körpers, insbesondere die Vertiefungen an den Verbindungsstellen der Muskeln, die Nerven- und Muskelstränge und zwischen den Hautfalten.

Jeder Arm und jedes Bein hat je drei Yin- und Yang-Meridiane, und in gesundem Zustand ist der Energiefluß zwischen ihnen ausgeglichen. Krankheit wird durch einen Energiestau verursacht. Der Shiatsu-Heiler diagnostiziert den Bereich der Blockade und stimuliert den entsprechenden Meridian durch Druck vor allem mit dem Daumen.

Das Wesen des Ki ist entscheidend für die Behandlung. Im Shiatsu kennt man zwei Polaritäten: den verminderten Energiefluß oder *Kyo* und den übermäßigen Energiefluß oder *Jitsu*. Die Shiatsu-Massage beruhigt die *Jitsu*- und stärkt die *Kyo*-Punkte.

Der Arzt behandelt die Meridiane, die am deutlichsten ein Ungleichgewicht zwischen *Jitsu* und *Kyo* zeigen, einzeln, wobei er zuerst die *Kyo*-Bereiche ermittelt, da jede ungewollte Beruhigung derselben das bestehende Ungleichgewicht verstärken kann.

Die Akupressur ist fast mit dem Shiatsu gleichzusetzen und unterscheidet sich von diesem hauptsächlich durch den Namen: Da es von der Akupunktur abgeleitet ist, wird hier anstelle des japanischen Begriffs (Shiatsu) der chinesische verwendet.

Wem als Mittel gegen Reiseübelkeit geraten wurde, ein Gelenkband zu tragen, mit dem ein kleiner Knopf auf der Innenseite des Handgelenks festgehalten wird, weiß vielleicht nicht, daß er sich damit einer Shiatsu-Technik bedient: Das Tsubo, welches Übelkeit verhindern kann, befindet sich in der Falte zwischen den beiden Sehnen in der Mitte des Handgelenks.

Wer unter Erschöpfung, Mangel an Vitalität, einer Erkrankung des Magens oder hohem Blutdruck leidet, sollte den Punkt in der Handfläche suchen, wo der vollständig gebeugte Zeigefinger auf diese trifft, und dreimal für je fünfzehn Sekunden draufdrücken.

Entzündungen der Nebenhöhlen und der Nase, Spannungen im Gesicht und Zahnschmerzen können zum Verschwinden gebracht werden, indem man geradeaus blickt und unterhalb der Wangenknochen, direkt unter den Augäpfeln, nach innen und oben drückt.

Wer gut, aber übermäßig gegessen hat, findet folgendermaßen Erleichterung: Er legt den linken Daumen auf die Rückseite der flachen rechten Hand und den Zeigefinger auf die gegenüberliegende Stelle in der Handfläche und massiert sanft zwanzig Sekunden lang; dann wird dasselbe auf der linken Hand wiederholt. Schwangere sollten davon jedoch Abstand nehmen.

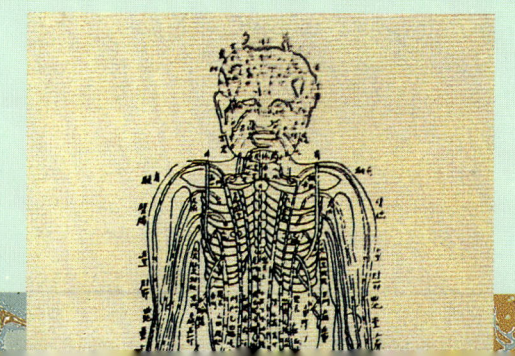

MEDITATION

Es ist ein Mißverständnis, wenn man glaubt, die Meditation sei eine Form selbstsüchtiger und passiver Innenschau, die nur exzentrische Menschen betreiben. Vielmehr handelt es sich um eine Technik der geistigen Kontrolle, die sich in äußerst befriedigender Weise positiv auf unsere Gesundheit auswirkt.

Sie steigert nicht nur die innere Ruhe und verborgene kreative Kräfte, sondern beschleunigt Entscheidungsprozesse und vermindert geistige Spannung sowie negative Emotionen, die unser Leben überschatten können. Die Meditation mildert und beseitigt manchmal sogar streßbedingte Beschwerden wie Migräne, Spannungskopfschmerzen und erhöhten Blutdruck sowie Menstruationsschmerzen.

Die Meditation erhöht unsere Aufnahmefähigkeit und führt zu Ausgeglichenheit und Ruhe, wenn sie regelmäßig und in einer ruhigen, harmonischen Atmosphäre praktiziert wird. Sie erweitert das Bewußtsein und vermindert persönliche Ängste und Spannungen, die vielen unserer Leiden zugrunde liegen.

Meditieren bedeutet im wesentlichen, daß man in stiller Kontemplation sitzt, eine Übung, die wesentlicher

Bestandteil von Buddhismus, Hinduismus, Sufismus, Christentum und den anderen großen Weltreligionen ist.

Meditation kann auf zwei grundlegende Arten praktiziert werden: durch Konzentration oder durch losgelöstes Bewußtsein. Bei der Konzentration muß sich der Praktizierende auf ein meditatives Symbol konzentrieren, sei dies ein Klang, eine Blume oder der regelmäßige Atem. Manche halten es für eine große Hilfe, Hari Krishna, Om oder ein anderes Mantra zu singen. Wenn der Geist von allem Weltlichen gereinigt ist, wendet sich das Denken nach innen, und mit zunehmender Konzentration transzendiert der Geist das Denken. Losgelöstes Bewußtsein heißt: »Was geschieht in diesem Augenblick?« Zweck ist nicht, den bewußten Gedanken in einen transzendenten Zustand zu erheben, sondern das Bewußtsein der Gegenwart zu erhöhen und den Augenblick konzentriert, ohne Blick auf Vergangenes oder die Zukunft zu erleben.

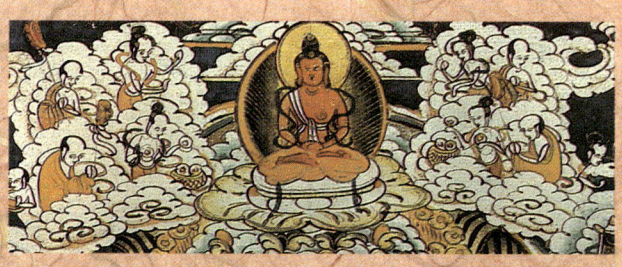

Der buddhistische Weg

Im 5. Jahrhundert beschrieb der buddhistische Mönch Buddhaghosa im *Visuddhimagga* (Weg der Reinigung) die buddhistische Methode der Meditation. Ihr Ziel ist, die Einheit des Geistes durch Ausschalten jeglicher Ablenkung zu erreichen, durch lange Meditationsphasen jegliche Erregung, Skepsis und jeglichen Zweifel aufzulösen, bis diese schließlich durch ein Gefühl der Glückseligkeit ersetzt werden.

Während der Suchende sich zunehmend versenkt, erfährt er ein Bewußtsein von unendlichem Raum – ein Vorgang, der als *Jhana* bezeichnet wird. Doch die verschiedenen Ebenen des *Jhana* sind weniger wichtig als das letzte Ziel – der Weg der Wachsamkeit, der am Ende zum Nirvana führt.

Wenn der Meditierende jeden Moment der Alltagswirklichkeit als neues Ereignis wahrnimmt, verliert das Ich mehr und mehr an Bedeutung, man empfindet Losgelöstheit von der materiellen Welt, das Eigeninteresse schwindet, und schließlich hört das Ich auf zu existieren.

Die Meditation kann sich sowohl körperlich als auch geistig auswirken. Viele Asthmaleidende haben erkannt, daß schon die einfache Atemtechnik, wie man sie beim Meditieren praktiziert, hilfreich sein kann.

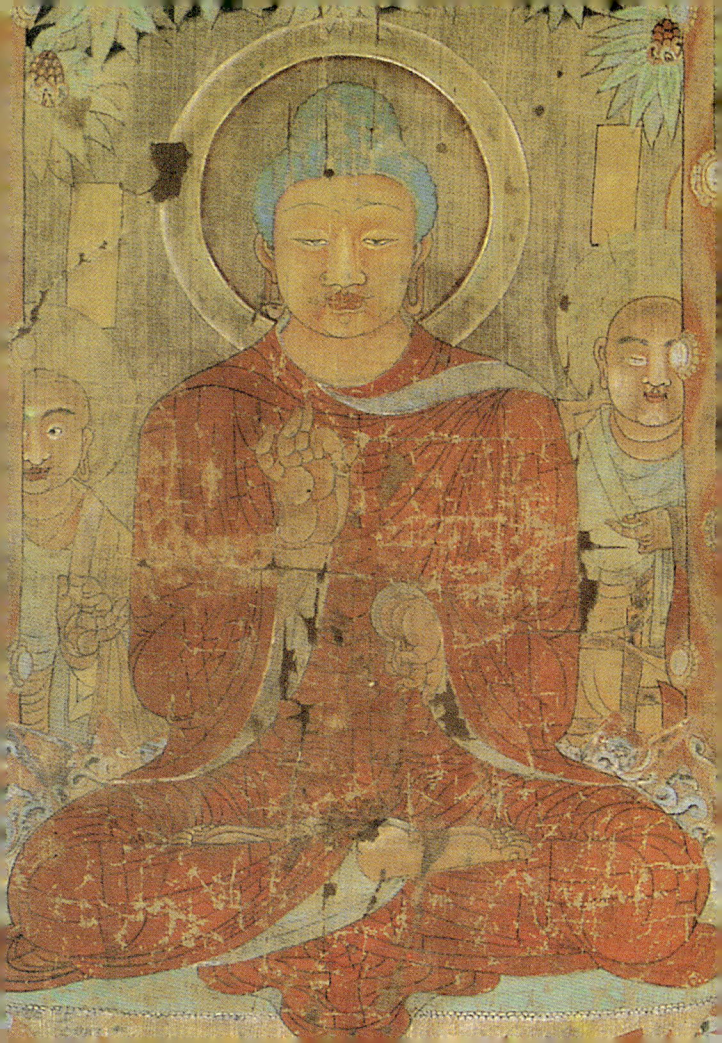

Wie man meditiert

Verzichten Sie mindestens eine halbe Stunde vor Beginn der Meditation auf Essen und Trinken, und suchen Sie sich einen ruhigen Raum, wo Sie nicht gestört werden. Man kann sich hinlegen, doch führt dies oft zum Einschlafen, anstatt die Konzentration zu erhöhen. Daher sitzen die meisten Meditationslehrer aufrecht in einer Art Schneidersitz oder auf einem Stuhl. Die Augen sind geöffnet, die Hände liegen im Schoß.

Versuchen Sie, bedrückende oder erregende Gedanken zu vertreiben, und konzentrieren Sie sich auf einen neutralen oder beruhigenden Gedanken. Spüren Sie beim Einatmen die Luft, die in die Nase eintritt, und füllen Sie die Lunge vollständig, bevor Sie langsam ausatmen. Konzentrieren Sie sich beim Einatmen auf Zwerchfell und Unterleib: Versuchen Sie, ersteres nach unten zu drücken und letzteren anschwellen zu lassen. Nehmen Sie sich die gleiche Zeit zum Ausatmen wie zum Einatmen, und zählen sie jedesmal mit.

Wenn sie die Atmung beherrschen, konzentrieren Sie sich darauf, den ganzen Körper zu entspannen, vom Kopf beginnend und mit jedem Atemzug nach unten wandernd, bis Sie sich wunderbar leicht fühlen.

Zunächst werden sich viele Gedanken einstellen. Registrieren Sie sie, ohne ihnen weitere Aufmerksamkeit zu schenken, und wenden Sie sich wieder dem einen zentralen Gedanken zu, den sie für diese Meditation ausgewählt haben. Viele finden es hilfreich, die Gedanken auf einen Gegenstand – zum Beispiel ein Foto oder eine Blumenvase – zu konzentrieren.

Der meditative Zustand sollte anfangs nicht länger als zehn Minuten dauern, und je mehr Übung Sie haben, um so eher können Sie zu jeder beliebigen Zeit an jedem Ort meditieren. Viele meditieren zum Beispiel vor schwierigen Arbeitsbesprechungen.

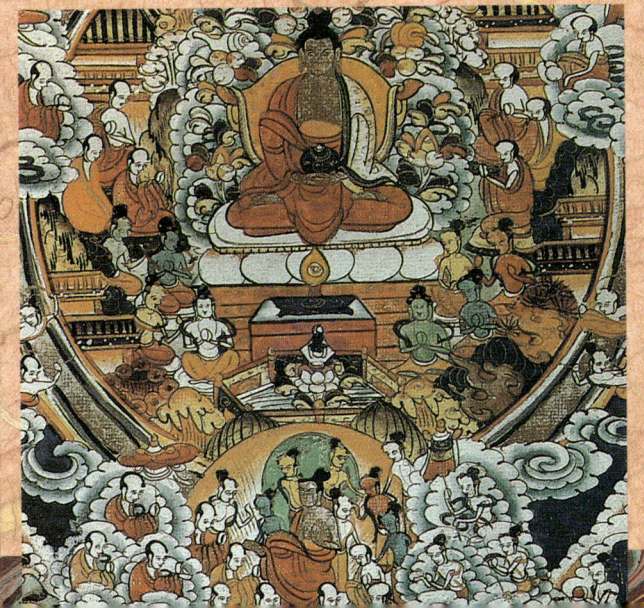

YOGA-ÜBUNGEN

Das Wort Yoga kommt aus dem Sanskrit, wo *yui* »zu-
sammenbinden« bedeutet. Durch Yoga sucht der
Mensch die Einheit mit der ihn umgebenden Welt.

Steinsiegel, die in der alten Stadt Mohenjo-Daro im
heutigen Pakistan gefunden wurden, zeigen Männer, die
mit überkreuzten Beinen sitzen, eine Stellung, die jedem
Yoga-Praktizierenden vertraut ist. In den 4000 Jahren
seiner Existenz war das Yoga-Wissen meist einem erlese-
nen Kreis von Philosophen und Meditierenden vorbehalten, Gurus, die als Eremiten lebten und ihr Wissen nur
einer kleinen Anhängerschaft weitergaben.

Erst im 20. Jahrhundert wurde Yoga einem breiten
Publikum zugänglich. In Indien genießt es so große
Achtung, daß die Politiker den Unterricht in Yoga-Prak-
tiken an allen Schulen propagieren.

Man muß seinem Lehrer vollkommen vertrauen und
seinem Rat demütig folgen, um den erwünschten geistigen Zustand zu erreichen. Nur so lernt man die Kunst
der Konzentration, die für die weitere Beherrschung der
von den Yogis »Asanas« genannten Stellungen unabding-
bar ist.

Einige von diesen Asanas werden hier beschrieben,
um das Wesen und die Wirkungen der Übungen deutlich

zu machen. Für die Praxis sollten die Stellungen bei einem Joga-Lehrer erlernt werden.

Sukhasana entspricht unserem Schneidersitz mit gekreuzten Beinen und ist ein leichter Meditationssitz.

Siddhasana, die vollkommene Haltung, ist ein etwas schwierigerer Meditationssitz.

Padmasana, der bekannte Lotussitz, ist die vollkommenste Meditationshaltung (siehe die Abbildung dieser Seite). Sie führt zu einer vertieften Atmung und befreit den Geist.

Beim **Yoga-Mudra** sitzt man im Lotussitz, beugt den Oberkörper nach vorn und berührt mit dem Kopf den Boden. Diese Übung löst Verspannungen und wirkt positiv auf die Verdauungsorgane.

Sirsasana, der Yoga-Kopfstand, gehört zu den wichtigsten Yogastellungen. Er fördert die Gehirndurchblutung, erhöht die Konzentrationsfähigkeit, verbessert die Sehfähigkeit und den Schlaf und ist ein herrliches Verjüngungsmittel. Fortgeschrittene kombinieren Sirsasana mit dem Lotussitz, wie auf Seite 93 zu sehen.

Sarvangasana, den Schulterstand, kennen wir aus dem Sportunterricht. Die umgekehrte Haltung — Kopf unten, Beine oben — hat eine ähnlich erfrischende Wirkung wie der Yoga-Kopfstand. Sarvangasana verbessert die Blutzirkulation und stärkt das Nervensystem.

Bei **Halasana**, dem Pflug, nimmt der Oberkörper die Haltung wie beim Schulterstand ein, doch die Beine werden über den Kopf nach hinten geführt, bis die Fußspitzen den Boden berühren. Diese Übung streckt die Rückenmuskulatur, wirkt Rücken- und Kopfschmerzen entgegen und hat einen positiven Einfluß auf den Magen.

Bei **Bhujangasana**, der Kobra, liegt man auf dem Bauch und hebt den Oberkörper vom Boden. Die Kobra stärkt die Rückenmuskulatur und hilft bei Verstopfung.

Auch bei **Salabhasana**, der Heuschrecke, liegt man auf dem Bauch, doch diesmal hebt man die Beine. Die untere Rückenmuskulator sowie Gesäß und Lenden werden bei dieser Übung gefordert. Außerdem stärkt sie Lungen- und Herzmuskeln und hat eine belebende Wirkung.

Dhanurasana, der Bogen, kombiniert die beiden zuvorgenannten Stellungen. Wieder liegt man auf dem

Bauch, die Hände greifen die Fußgelenke und ziehen diese, bei gleichzeitigem Aufrichten des Oberkörpers, nach oben. Dhanurasana regt die Leber-, Nieren- und Drüsentätigkeit an und fördert eine gute Haltung.

Paschimatanasana dürfte den meisten bekannt sein: Man sitzt mit ausgestreckten Beinen auf dem Boden und versucht, mit der Nasenspitze die Knie zu berühren, die Hände umfassen dabei die Zehen. Diese Übung streckt den ganzen Körper, Verspannungen im Rücken werden gemildert. Sie stärkt das Nervensystem und ist wohltuend bei Streß und geistiger Anspannung.

Ardha Matsyendrasana, der Drehsitz, ist eine aufrecht sitzende Haltung, bei der man sich zuerst über die rechte und dann über die linke Schulter schaut. Die dabei ausgeführte Drehung des Rückens wirkt positiv auf die Wirbelsäule und das Nervensystem.

Für einen besseren Gleichgewichtssinn und eine Stärkung der Konzentrationsfähigkeit sorgt **Vrikshasana**, der Baum. Man steht aufrecht, hebt den linken Fuß und preßt ihn gegen die Innenseite des rechten Oberschenkels. Dann hebt man die Arme und streckt sie so weit wie möglich in die Höhe. Fortgeschrittene werden jetzt noch die Augen schließen können, ohne das Gleichgewicht zu verlieren. Es folgt die gleiche Übung mit erhobenem rechten Bein. Etwas einfacher ist diese Stellung, wenn man sie so ausführt, wie es der hier abgebildete Yogi zeigt.

Einen wunderbaren Abschluß findet eine Yoga-Übungsreihe mit **Savasana**, der Totenstellung. Falls der Raum, in dem man diese Übung ausführt, nicht warm genug ist, sollte man einen Pullover überziehen oder eine Decke bereithalten.

Während man mit anliegenden Armen und lang ausgestreckten Beinen auf dem Rücken liegt, konzentriert man sich auf die Atmung und atmet langsam aus und ein. Die Augen sind geschlossen. Nun folgt eine schrittweise Entspannung des ganzen Körpers. Zuerst konzentriert man sich auf die Zehen, spürt ihnen nach und entspannt sie. Dann entspannt man die Füße, die Unterschenkel, die Knie, die Oberschenkel, das Gesäß und so fort, bis man beim Kopf angelangt ist. Der Blutdruck sinkt und man empfindet tiefen Frieden. Gedanken ziehen vorüber, doch man sollte ihnen nicht nachhängen. So bleibt man eine Weile liegen. Abschließend reckt und streckt man sich, atmet kräftig durch, öffnet die Augen und setzt sich langsam auf. Die Gelassenheit, Ruhe und erfrischende Kraft, die Savasana schenkt, sind kostbare Momente im geschäftigen Alltag und man sollte sie zu einer täglichen Gewohnheit werden lassen. Zehn bis fünfzehn Minuten dieser Übung können viele Stunden Schlaf ersetzen.

Mit dem Schwerte der Selbsterkenntnis werdet Ihr Euer Herz von jedem Zweifel befreien, der aus Unkenntnis erwächst, und Ihr werdet in Yoga Euren Frieden finden.

Bhagavadgita

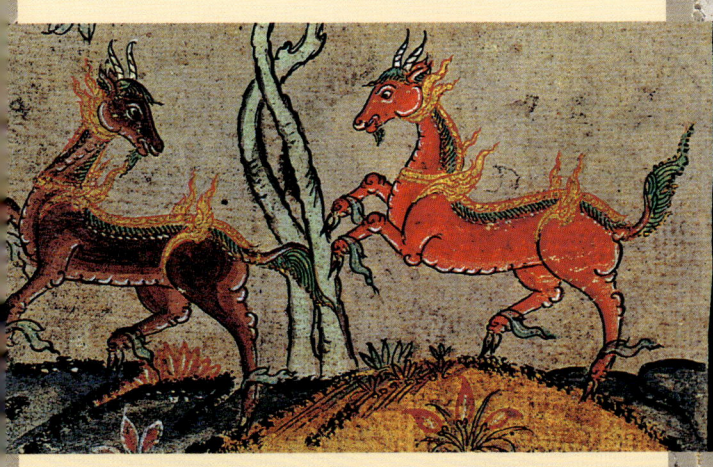

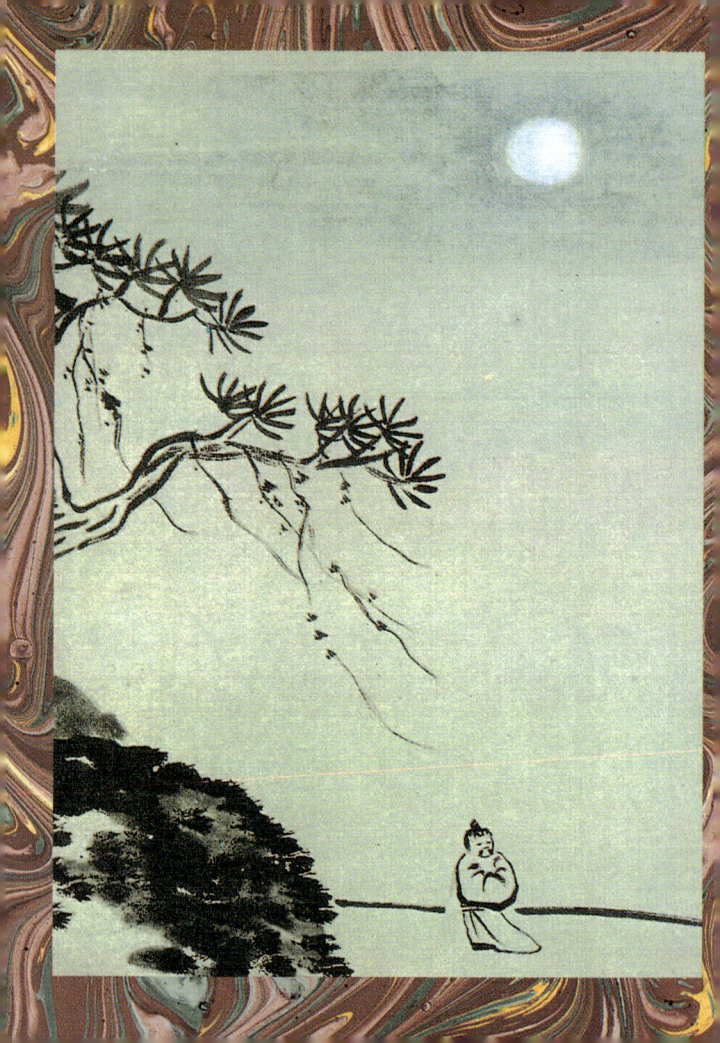

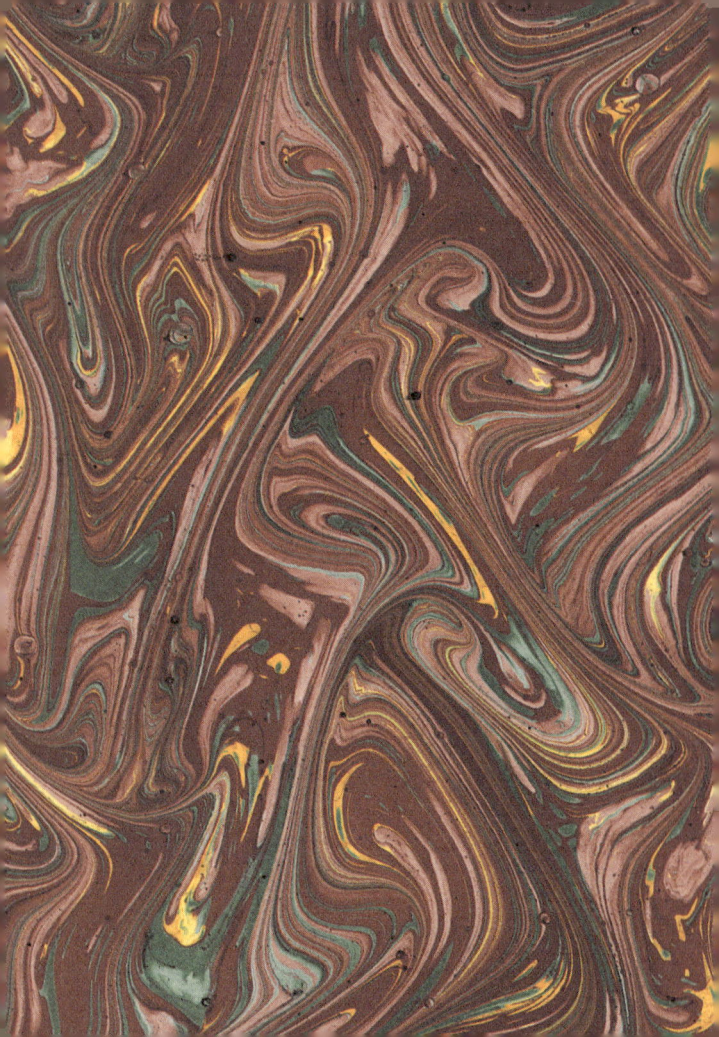